身体のデザインに合わせた自然な呼吸法

How To Breathe

アレクサンダー・
テクニークで
息を調律する

Improve your
breathing for health,
happiness and
well-being

著・リチャード・ブレナン
監訳・稲葉俊郎

医道の日本社
Ido･No･Nippon･Sha

Oxygen

酸素

骨、肉　住み家である地球、魂
すべてが必要としているもの

慈悲深く　騒々しいものが
わたしたちの住み家で　働き続けている　肺の声を聞く

私は炎の前でひざまずく
硬い棒をかきまぜ　丸太のように寝転んで　その声を聞いている
あなたは　2階の部屋にいる　いつもの姿勢で
1日中うずく右肩に　もたれかかり
あなたは　痛々しく呼吸している

それは美しい音色　その音色はあなたの生命そのもの
わたしが知りえないわたし自身の生命とも、とても近い

どこで分かれるのだろう　愛とそれ以外のもの
何が分かつのだろう

炎が舞い上がる
すると
深い真紅の薔薇のような炎が　幾千もの歌として生まれる
また　炎は静寂となる　静寂は感謝へと変わる

わたしたちが食べているもの
わたしたちがしていること
わたしたちがしなければいけないこと
目に見えない贈り物に対する感謝

もっとも純粋で　美しく必要としているもの
空気という贈り物の中にあるもの

メアリーオリバー

CONTENTS

監訳者　はじめに ―――― 4
イントロダクション ―――― 7

chapter one　呼吸の大切さ ―――― 9
chapter two　呼吸はどのように作用するか ―――― 19
chapter three　呼吸の達人 ―――― 37
chapter four　習慣と誤解 ―――― 47
chapter five　呼吸の問題点 ―――― 65
chapter six　自然な呼吸の原理を理解する ―――― 79
chapter seven　呼吸を改善するための最初のステップ ―――― 89
chapter eight　声と呼吸 ―――― 103
chapter nine　活動中の呼吸 ―――― 117
chapter ten　姿勢と健康と幸福度の向上 ―――― 129

謝辞 ―――― 139
参考文献 ―――― 140
索引 ―――― 142

To all my pupils, students and colleagues, both past and present who have taught me so much over the years. I thank you all.

How to Breathe
By Richard Brennan

Text copyright © Richard Brennan 2017
Illustrations copyright © Nanette Hoogslag/Debut Art
English edition copyright © Eddison Books Limited 2017

Japanese version copyright © IDO-NO-NIPPON-SHA, INC., 2018
All rights reserved.

本書の内容は、医学的なアドバイスを意図したものではありません。
何らかの損傷や障害、医学的な問題が感じられた際は、本書の内容を行う前に、医療機関を受診してください。
著者、監訳者、編集者、発行者、出版社は本書の掲載内容を
利用したことによって生じた人的・物的な損失や損傷、将来的な変化について責任を負いません。

Foreword from Translation Supervisor
監訳者　はじめに

　本書は、アレクサンダー・テクニークの指導者、リチャード・ブレナン氏が「呼吸」をメインに記した著書『How to Breathe: Improve Your Breathing for Health, Happiness and Well-Being』の待望の邦訳である。リチャード・ブレナン氏については『アレクサンダー・テクニーク 完全読本』（翻訳：青木紀和）（原題：The Alexander Technique Workbook: The Complete Guide to Health, Poise and Fitness）が同じく医道の日本社から出版されており、邦訳書としては２冊目となる。

　本書をパラパラと眺めていただけばおわかりのように、人体のイラストが水彩画の優しいタッチで描かれており、深いイメージを喚起する書ともなっている。人間の体は内側にある内臓世界だけではなく、電子顕微鏡でも見えないほどのミクロ世界も含めた多様な世界が部分と全体とを織りなしながら、精妙な関係で響きあっている。多くのものが肉眼で見えないからこそ、体の適切な運用にはイマジネーションを駆使することが必須である。そのために、私たちにはイメージやイマジネーションの力が与えられている。目にも美しい本書は、通常の身体技法では使わずに眠らせている、深いイメージの世界をも活性化させる呼吸の格好の入門書となっている。

　私たちはオギャーと叫びながらこの世界に生まれてきた。息を吐きだして人生の幕をあけ、最後の日は「息を引き取って」人生の幕を引く。「呼吸」という言葉にも、「呼」気にはじまり、「吸」気が続くことが示唆されている。資本主義では「ため込む」ことが多いこのご時世、吐き出して手放すことをこそ、意識する必要がある。一回一回の呼吸と同じように、人生のサイクルも呼気ではじまり、吸気で終わる。そうした一致には、生命の本質が隠されているように思える。実際、看取りの現場でも、人生を終えるときは呼吸が不規則になり、ゆっくりか弱くなり、最後は人生のすべてを引き受けて、体に納めるかのように大きく息を引き取って、人生の幕を引く。テレビドラマでの病院の看取りの現場では医療者も含め心電図モニター（機械）を介して死の瞬間を確認している映像をよく見かけるが、実際の現場では「呼吸」の観察こそが、生命活動を看取るために重要なのだ。それほど、呼吸は生命活動と密接に関係している。ただ、そのことはほとんど意識されない。

　私たち人間は、約60兆個の細胞からなる多細胞生物だが、こうして体が複雑化して精妙化したために、すべての細胞や臓器の営みを意識的に制御することはほぼ不可

能となった。私たちが意識できることはほんの氷山の一角だ。体は意識と無意識とが役割分担しながら生命を運んでいるが、意識と無意識に橋を架ける唯一の活動が「呼吸」である。呼吸は、意識と無意識が重なった二重構造のなかで来る日も来る日も営まれている。意識的に行う呼吸は、全身の筋肉を使う呼吸である。それに対して、無意識の呼吸は脳幹部で行われており、睡眠時でも秘かに行われている呼吸である。

こうした呼吸は、オギャーと生まれてきた瞬間から自然に行われている。誰から学んだわけでもないし、体の取扱説明書を読んだ覚えもない。そうして自然に行われる赤ちゃんの呼吸を見ていると、全身をひとつの統一体として使いながら、全身全霊で呼吸をしている。その後、お座りをして、ハイハイをして、二足歩行をして、あらゆる外部の刺激に五感で対応しながら成長していく過程で、身体は全体よりも部分的に酷使することが多くなり、全身をひとつの統一体として行う自然な呼吸は失われ、忘れられてしまう。

本書でも、「新しい呼吸法」を学ぶのではなく、「間違った呼吸の習慣」を断ち切り、生命本来の呼吸に立ち返ることが大切なのだと強調されている。そのためには、わたしたちの人体がどのように成立していて、全身の姿勢や発声までも含め、生命活動がどのように呼吸と関連しているのか、改めて見返す必要が出てくる。

いつのまにか獲得した悪い呼吸の習慣は、現代のライフスタイルのなかで、しょうがなく獲得し、無意識に適応してしまったものでもある。椅子生活、コンクリートの床、不自然な形の靴、パソコンの使用など……、人体の構造からはかなり無茶なことを体は文句ひとつ言わず頑張って適応している。無意識に獲得した不適切な姿勢や呼吸法は、一つひとつ丁寧に腑分けしていかない限り、どういう風に糸が絡まっているのかわかりにくい。だからこそ、あらゆるアプローチで人体のことを知り、呼吸の本質を知ることで、悪い習慣を断ち切ることができるだろう。呼吸は、病気、原因不明の体調不良、ひいては心の病までもつながってしまうことがある。

アレクサンダー・テクニークの創始者フレデリック・マサイアス・アレクサンダーは、シェイクスピア作品を演じる俳優・声優として活躍していたとき、舞台上で声が出なくなるという原因不明のアクシデントに襲われた。医師にも解決できなかった問題を自力で解決していくなかで、自分自身の体の使い方の問題に気づいた。そうした個人的なマイナスの体験をプラスに転じるように体の使い方の本質を追及した。それが誰にでも使えるよう普遍化していったものがアレクサンダー・テクニークとして体系化されている。俳優業・声優業で起きた実際の困難から生み出された技術であるた

めに、特殊で高度な身体技法を必要とする運動選手、歌手、音楽の演奏家などの間で広く学ばれている。

　呼吸は、私たちが生まれてから死ぬまで片時も離れず行われているものだが、なかなか改めて考え直す機会も少ない。ただ、そうした毎日の行為だからこそ、今一度立ち止まって改めて考え直してみてほしい。頭だけの知識として盲信するのではなく、自分自身の体を実験台にしながら、全身で感じながら実践してみてはいかがだろうか。

　一人ひとり、体の構造は少しずつ違うが、共通する点も多い。浅く速い呼吸をしていると、視点も考え方も短期的になる。人生は短距離走ではなく長距離走だ。これからも人生は続く。私たちの生命はほとんどが無意識で営まれているからこそ、意識と無意識の橋をつなぐ呼吸を、今一度、考え直してほしい。そのことで、私たちの奥深くで営まれている生命の世界にも、強く確かな橋が架かるはずだ。

稲葉俊郎（医師　医学博士）

Introduction
イントロダクション

　私の長女に、呼吸についての本を書いていると伝えたら「それって面白いわけ？ 1ページ目で吸う、2ページ目で吐く、3ページ目でもう1度吸って、4ページ目でもう1度吐いて、5ページ目で今までしたことを繰り返しましょう、って感じでしょ？」という答えが返ってきました。おそらく多くの人が、呼吸を「空気を吸って吐く」だけだと思っているでしょう。ただ、実際はそれ以上に多くの意味が含まれているのです。

　呼吸とは、絶え間なく命を与えてくれる力です。生まれた瞬間から、空気が静かに体内を出入りし始め、そのプロセスは死ぬときまで続きます。あなたが生まれた瞬間、医師や看護師、助産師、そして何より両親が一番気にしていたのは、あなたが呼吸をしているかどうか、ということなのです。もしあなたが最初の呼吸をしていなければ、家族はどんなに困ったことでしょう。そして今とは異なる人生を送っていたことでしょう。最初の呼吸ができなければ、世界はまったく違うものになっていたのです！　生きているうちに呼吸が止まってしまったら、あなたが愛していることも楽しんでいることも、すべてできなくなるのです。食べ物や飲み物が、誤って気管に入ってしまった瞬間を思い出してください。そのとき頭に浮かんだことは「思いっきり空気を吸い込み息をしたい！」ということだったのではないでしょうか？　そのような切迫した状況がない限り、私たちは特に意識することも感謝することもなく、呼吸をしているものなのです。

　ティク・ナット・ハンは「呼吸とは、命と意識を結びつける橋であり、意識とは、体と思考を結びつける橋である」と言っています。呼吸を意識し、呼吸法を改善させることで、ただ漫然と生きているのではなく、高い意識の状態で生きてゆけるようになり、ひいては人生が意味深いものになります。そうすれば自分のなかで調和がとれて、人生が楽しくなります。そのことは周りの人にも影響します。意識して呼吸法を学ぶことで、人生をうまく乗りこなすことができるようになります。

　この本の構想が始まったのは40年前と言えます。私は当時まだ大学生で、試験に落ちてしまい、医師になる夢が消えてしまった頃でした。私は人生がもっと有意義になるような何かを探そうと模索していました。1972年に私は、インドのハリドワールを訪れました。そこで出会った弱冠14歳の精神的な指導者の話に耳を傾け、呼吸

の奥底に潜む生命力の大切さを教わったのです。彼の名はプレム・パル・ラワット。彼の思慮深い教えに感銘を受け、瞑想の方法を教わることにしました。

そして、彼の教えを通して、呼吸の大切さをより実感するようになったのです。初めの頃に聞いた話で印象的だったのは、ラワットが危篤状態の友人と一緒にいたときに起きたエピソードです。その友人は息を引きとる前に、とても弱った声で「一回一回の呼吸がこれほど力強く重要なものだなんて、今まで思ったことがなかった」と言ったそうです。それを聞いた私は、ジョニ・ミッチェルの「ビッグ・イエロー・タクシー」の歌詞を思い出しました。「失うまでは何を持っているかさえわからない」というフレーズは、まさに同じことを表現しています。しかし、私たちが授かった呼吸の大切さに気づくのに、死の間際まで待つ必要はないのです。

その数年後、ハタヨガやリバーシングといった呼吸法を研究しましたが、自然な呼吸法から遠ざかっているという感覚を抱きました。そして1984年、アレクサンダー・テクニークに出会って、無意識に生まれてしまう筋肉の緊張を緩和することができ、今まで呼吸に対して持っていた考えが大きく変わりました。これまで持っていた考え方のせいで自然な呼吸ができていなかったことに気づいたのです。そして、さらにまたその数年後、2011年の夏にスイスのルガーノで開催されたアレクサンダー・テクニークの国際会議に参加し、呼吸法を専門とする教師のジェシカ・ウルフの講演を聴きました。そこで呼吸への意識はさらに高まりました。彼女の教えに感銘を受け、「呼吸の芸術」という講義をアイルランドで2回開催できるよう手助けをし、私も授業に参加しました。そうしてアイルランドを訪れた2014年、呼吸法のさまざまな面について議論を交わしたことで、「どうしたら呼吸を改善できるか」という本を書こうと思い始めました。その結果が、今手にしているこの本です。

この『身体のデザインに合わせた自然な呼吸法』はみなさんの呼吸法の改善に役立つはずですし、生き方自体を改善することにも役立つかもしれません。この本を最大限に活用するためには、一通り読んでからでもよいので、本書に出てくるエクササイズを、順番どおり、飛ばさずに、すべて行ってください。本を読み進めるにつれ、少しずつ呼吸法についての理解を深め、日頃の些細な行動が呼吸に与える影響についてわかるようプログラムをつくりました。

本書があなたの役に立ちますように。この本の内容を身につけることで、健康や生きる力を生活のなかに取り込めるようになることを願います。

The Importance of Breathing

呼吸の大切さ

あなたの呼吸は優雅に流れるようにあるべきだ。川の流れのように。
水ヘビが水のなかを移動していくように。険しい山の存在とは異なる在り方で。
へばるように走る馬とも異なる在り方で。
呼吸を習熟することは、肉体や精神とうまく付き合うことと同じ。
どの瞬間でも、私たちは分離してしまった自分自身を見出すのだ。
そして、どんな方法でも自分自身をコントロールすることは難しいと悟るだろう。
そのときは、呼吸を観察することこそが、いつでもあなたを助けてくれる。

ティク・ナット・ハン

Our internal power

体内の力

　空気は体のなかを、静かに入ったり出たりし続けています。その呼吸こそが命を支えています。あなたが幸福なときでも、落ち込んでいるときでも、常に寄り添ってくれる存在です。呼吸があるからこそ、体は働き、動くこともできます。

　呼吸は生きるために必要だと誰もが知っているのに、その呼吸の一つひとつが大切なものだと考えている人はどれほどいるでしょうか。呼吸法を改善することで健康状態も向上し、頭も冴えるようになるとは気づかず、「呼吸はただ自然に行われる行為だ」と思い込んでいます。質の悪い呼吸を習慣的に行ってしまうと、健康や日常生活にも悪影響を及ぼすことに気づいていないのです。確かに呼吸は意識せずとも自然に行われていますが、意識的にコントロールすることもできます。呼吸は何よりも重要な行為です。呼吸をしなければ言葉を発することもできませんし、日常生活も送れません。命あるおかげで意識せずに呼吸できていますが、普段呼吸は意識しません。聖者アウグスティヌスはこう言いました。

　「人が旅をすると、山の高さや海の高い波、川の長さ、海の広さ、星の円運動を不思議だと思うのに、自分自身の存在を不思議に思うことはめったにない」

　呼吸についてもまさにそうなのです。

> その呼吸、一つひとつが貴重なものだと
> 考える人はどれほどいるでしょう

Posture and breathing
姿勢と呼吸

　効果的な呼吸のためには、正しい姿勢を保ち、正しい方法で体を使うことが重要です。残念なことに、無意識のうちに姿勢が呼吸の邪魔をしていることが多いのです。悪い姿勢や間違った方法で体を動かすと、胸郭や鼻腔、口、喉といった気道周りの筋肉に余計な緊張が加わってしまい、健康が損なわれます。筋肉が緊張することで体全体のバランスが崩れ、きちんと立てないために肺活量が減り、結果として浅い呼吸になります。体にもよくないのです。逆に、軍隊やバレリーナのように胸を反らせた体勢も呼吸が浅くなります。その結果、十分な空気を吸い込むために余分な力が必要となります。つまり、楽であるはずの呼吸が重労働になってしまうことがあるのです。今までの呼吸法が習慣となっていると、呼吸の負担に気づくことはほとんどありません。何年も何十年も同じ呼吸法で生活をしていると、それが当たり前で正しいと感じてしまうのです。間違った呼吸法による悪影響を実感するのは、バスを追いかけて走ったときや数段の階段を上った際に、心拍数が上がるときぐらいでしょう。

The onset of poor breathing habits
質の悪い呼吸法の始まり

　幼い頃から、呼吸器系の障害がある場合もまれにありますが、これは難産や初期の呼吸器感染が原因です。ほとんどの場合、質の悪い呼吸習慣は5〜6歳頃から始まります。学校の机に前かがみの姿勢で座ることが原因です。成長期のうちに過ごす何千時間もの間、前かがみの姿勢でいることを強いられ、その結果、制限された呼吸法が定着してしまいます。

　幼少の頃は、転んで痛かったり、嬉しくて喜んだり、自由に感情を表現します。しかし学校では、「授業中に泣いたり笑ったりしてはいけない」と言われるので、感情を抑え込んでしまいます。そうすることで息を止めるようになり、自然な呼吸や感情表現を妨げます。人生で起こるさまざまなことに対し息を止めるようになりますが、それが呼吸だけでなく、姿勢や体の動き、感情表現にも影響を与えてしまいます。

まずは一息ついてから下の文章を読み、呼吸に注意を払ってください。
何も環境を変えないでください。
呼吸のパターンとリズムを観察するだけです。
自分自身に次の質問を投げかけてください。

・呼吸のスピードはどうですか？
・呼吸は浅いですか？　それとも深いですか？
・呼吸は一定ですか？　それとも不安定ですか？
・呼吸は長いですか？　それとも短いですか？
・体のどこで一番呼吸を感じていますか？

　胸の上側？　体の側面？　肋骨？　お腹？　それとももっと他の場所？

意識的に何かを変えることはせずに、呼吸を意識するだけで良い変化をもたらします。
このエクササイズを毎日何回も繰り返し行えば、自分自身の呼吸パターンに気がつけるようになります。

スピードの速い現代社会では、自然な呼吸を忘れがちです

| chapter one | ---- The Importance of Breathing

Stress and breathing
緊張と呼吸

　感情的になっているときや不安なときに呼吸が変わることは実感があるでしょう。しかし、浅い呼吸や速い呼吸が、心配や不安、パニックやうつの症状を悪化させたり、呼吸そのものが心理状態を悪化させる根本原因になると考えたことはあるでしょうか？　原因究明は難しい場合もありますが、体も心も感情も、本質的にはすべて呼吸とつながっているので、総合的に考えるべきなのです。
　感情的にも、物理的にも、精神的にも、長く緊張し続けると、その反応として息を止めるようになり、呼吸器系に悪影響を及ぼします。息を止めると呼吸器系の自然な動きを妨げてしまうのです。体のなかに二酸化炭素が溜まり、神経系に緊張が加わります。呼吸法が感情に影響を与え、体にも不快感を引き起こす悪循環が生み出されるのです。

No time to breathe
呼吸する時間がない

　背中や首に問題を抱えて治療に来る人は、呼吸が速かったり不安定だったりする傾向がありますが、そういう人は、自分の呼吸が気になるとか呼吸に問題があるなどという実感がまったくありません。スピードの速い現代社会では、自然な呼吸を忘れがちです。息を止めて話したり、空気を吸いながら話したりすることもあります。それほどに、生活のスピードが速くなっているのです。日常生活で刺激を受けすぎると、筋肉が緊張し呼吸が制限されてしまいます。有害な呼吸習慣は肉体や精神状態だけでなく、いずれは健康状態にも悪影響を及ぼします。習慣的に浅い呼吸をしていると、心拍数も異常に速くなります。呼吸器系に長期的な制限がかかることで、体のすべてに悪影響が及ぶのです。体のなかでは一つひとつの器官が連動していて、その結果として１人の人間の命が成り立っているからです。

Keep calm and breathe
心を落ち着かせて呼吸する

　舞台の演じ手や人前で話す人にとって、呼吸が重要なのは明らかです。俳優やミュージシャン、司会者などは緊張に悩まされますが、そのせいで呼吸器系が悪化してしまいます。

　自然な呼吸を心がければ、本番での緊張や不安にも適切に対処できます。そうすれば、強い感情的、精神的ストレスがあっても、落ち着いて自分をコントロールできます。

　呼吸法が心の状態や体の動きに影響するならば、「どう呼吸するか」が重要になってきます。健康な呼吸は穏やかに吐くことがポイントです。そうすれば、無理なく多くの空気を吸うことができます。気を落ち着かせるには深呼吸がよいと言われますが、肺いっぱいに空気が入っていたら、それ以上息を吸うことはできません。まずは吐くことが先です。息を吐くことで毒性の強いよどんだ空気（二酸化炭素）が出ていきます。どれだけ息を吐けるかで、思いっきり息を吸えるかどうかが決まります。そうすれば吸気も自然で簡単なものになります。呼吸に意識を向けることで、この繊細にして奇跡的なプロセスに影響を及ぼしている悪い呼吸の習慣も自覚できます。本書にある気づきのエクササイズを実践すると、呼吸の自然なリズムを再度学び直し、日常生活での考え方や感じ方、ひいては行動までも良い方向に向かっていきます。

Breathing exercises – the effects
呼吸のエクササイズ ― その効果

　ボイストレーナーやスポーツトレーナーは呼吸器系を最大限に動かすため、深呼吸を推奨します。確かに良い心がけではありますが、そうした教え方が呼吸器系の問題を悪化させることもあります。「強く息を吐き出したり吸い込んだりすることで肺が鍛えられる」と教わりますが、これは過度に筋肉を緊張させてしまうのです。ほとんどの呼吸エクササイズは、吸気に重点を置いています。例えば、深呼吸をしたり、体内の特定の部分に向かって息を吸い込んだりするように指導していますが、これは自然な呼吸の調和を妨げます。無理やり息を吸いこんだり吐いたりすると、背中を過度

に反らせ胸を押し上げます。そうすると筋緊張がさらに高まり、有害な呼吸の癖が繰り返されてしまいます。

The Alexander Technique
アレクサンダー・テクニーク

　本書で紹介する自然な呼吸法とは、アレクサンダー・テクニークの原理が基本となっていますが、要は元来自然に備わっているものです。つまり、有害な呼吸習慣を断ち切ることさえできれば、有益で健康的な呼吸が、自然とできるようになっているのです。アレクサンダー・テクニークの原理を用いることにより、特定の呼吸法を習得するというよりは、間違った呼吸法をやめることができると考えてください。

　アレクサンダー・テクニーク教師でイギリスの膠原病の権威であるウィルフレッド・バーロウ医師は、喘息患者に必要なのは「呼吸の教育」だと感じていました。彼の著書『The Alexander Principle』にもそのことについて書いてあります。

> わかりやすい例では、現代の薬は急性の喘息発作に対応できるのに、喘息による死亡は増加しています。ストレスの多い環境や家のダニ、ステロイド剤の多用、一時的に症状を緩和してくれる吸入薬だけを死亡率増加の原因とするのは意味がありません。何かを見落としているのです。喘息患者は、間違った呼吸をやめる方法を教わるべきです。喘息や呼吸器系の疾患に対する呼吸のエクササイズは、理学療法士が教えてくれることが多いですが、実際はあまり効果がありません。それどころか最近の研究では、このエクササイズを受けたことで以前より効率の悪い呼吸になったという結果さえも発表されています。

Natural breathing

自然な呼吸

　呼吸法の決め手は吸うことよりも吐くことです。前述のとおり、自然な呼吸のポイントは、大きく楽に吐き出すことです。そうすれば、大きく楽に吸うことができます。通常の健康的な体であれば、呼吸は勝手に機能して「自動的に」行われます。二酸化炭素を多く吐き出せば、その分だけ肺に息が入り込むスペースができます。吸気には、細胞がうまく機能するために必要な酸素が豊富に含まれているのです。酸素の濃度が高ければ、体内の治癒力が高まるだけでなく、病気の予防にもなります。本書で示されるエクササイズを実践していけば、これまでの呼吸法から解放され（たいていの場合、浅く速い呼吸です）、ゆっくり深く簡単な呼吸ができるようになります。それが自然で健康的な呼吸法なのです。

　自然な呼吸法を学ぶにあたって、「呼吸の仕方を意図的に変える必要はない」と気づくことがとても重要です。「自然な呼吸のリズムを妨げている悪い呼吸をやめること」が重要なのです。頑張らない方が呼吸器系はうまく機能します。呼吸を改善させるための最初のステップは、自分の呼吸を認識することです。最終的には、穏やかに無理なく吐いたり吸ったりした方が、息を押し出したり吸い入れたりするより効果的だとわかるでしょう。呼吸に意識を向ける本書のエクササイズを行えば、今までの呼吸を改善できます。そうすれば、日常生活でも活力を感じるようになるでしょう。息を止めたり呼吸を速めたりしない最良の方法は、「息を止めていると感じたり、速く息を吸っていると気づいたときは、落ち着いて穏やかに息を吐くこと」を意識することです。そうすれば、自然な呼吸ができるようになります。

呼吸の仕方を意図的に変える必要はありません

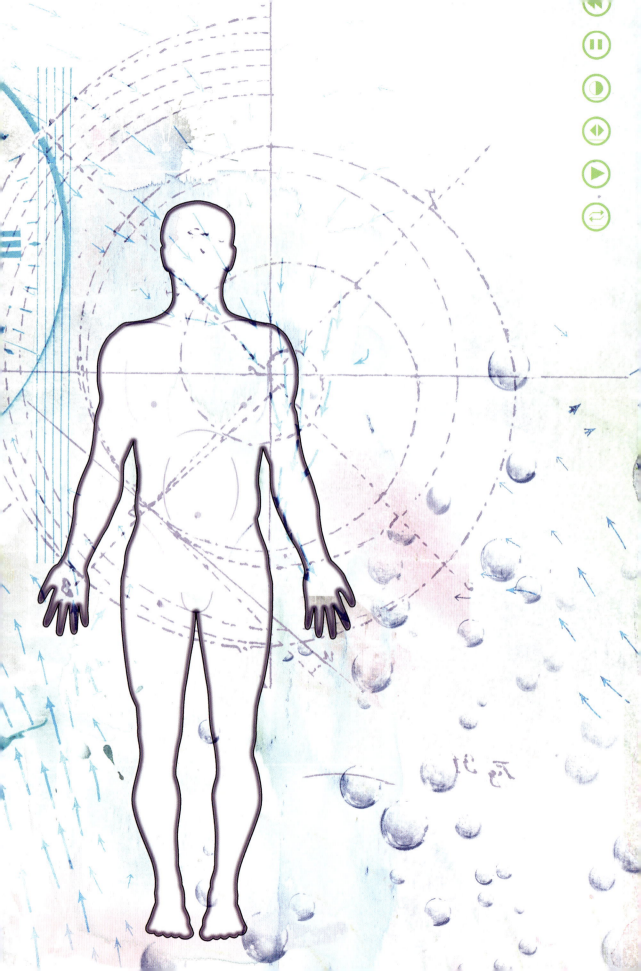

chapter two

How Breathing Works

呼吸はどのように作用するか

正しい呼吸法によって胸の可動域は数週間で大幅に広がり
それによって肺は浄化されて丈夫になる。

フレデリック・マサイアス・アレクサンダー

Oxygen

酸素

　呼吸とは、体内のすべての細胞に酸素を送るために不可欠な働きです。細胞は、食べ物のエネルギーを生きる力に変換するために、酸素を必要とします。この工程は「細胞呼吸」と呼ばれ、心臓を含む体内の筋肉に力を与え、体を動かすためのエネルギーを細胞に与えるのです。酸素がないと細胞の働きは長続きせず、長期間酸素が欠乏すると細胞は死んでしまいます。血液の循環や消化、動くとき、考えるとき、つまり何をするときでも酸素が必要です。車が燃料を必要とするのと同じように、私たちの体には酸素が不可欠で、酸素がなければ働かないのです。

　呼吸によって、酸素は外気から肺のなかに取り込まれます。そして、その酸素は血液によって体内の生体組織の細胞に運ばれていきます。血液はその後、細胞に残った使用済みの酸素と排出された老廃物を受け取って肺に運び、その老廃物は肺から二酸化炭素として吐き出されます。この工程は意識することなく、すべて自然に、そして絶えず体の内と外とで行われています。細胞や組織、器官、筋肉、骨、そして特に脳は、酸素を取り込み、二酸化炭素を排出し続けています。このプロセスにより私たちの生命は保たれています。

　脳梗塞を経験した人は、酸素の大切さが身に染みてわかるでしょう。軽い脳梗塞でも、脳の血管が閉塞し酸素が届かなくなります。症状自体は数ヵ月で治まりますが、多くの場合１年以上、後遺症が残ります。一定量の酸素を常に取り込み続けることが、いかに大切かおわかりになるでしょう。

私たちは1日約2万回呼吸します。
1年に換算すると700万回以上になります

まず、「呼吸は命を与えてくれる根本的な動作である」ということを考えてみましょう。どんな瞬間も呼吸があってこそだと認識するのです。本書を読むのもそうです。同時に、筋骨格系は呼吸の動きにかすかに応え、呼吸は動きに応えています。行動が活発になれば呼吸の速度が上がり、休憩すれば呼吸は遅くなります。呼吸は完全に私たちの一つひとつの行動と調和しているのです。

Every breath we take

一つひとつの呼吸

　通常、1分間に呼吸する回数は8〜18回ですが、悪い呼吸の習慣で1分間に30回以上呼吸するという人に出会ったことがあります。平均すると、私たちは1日約2万回も呼吸しています。1年に換算すると700万回以上になります。毎日何千回も呼吸していることを考えると、効果的な呼吸を学ぶべきであると納得できるでしょう。そのためには、まず呼吸の仕組みを知ることが必要となります。

　いろんな意味で、呼吸はパラドックスであると言えるでしょう。呼吸という動作自体は単純ですが、そのプロセスは実際のところとても複雑です。呼吸は意識して行うものでありながら、同時に無意識に行われているものです。ただ、意識しない限り呼吸法は改善されません。呼吸の動きは立体的で、多くの要素から構成されています。呼吸器系の仕組みに対する知識を高めるほど、本来の自然な呼吸ができるようになるのです。

Our breathing apparatus
私たちの呼吸器官

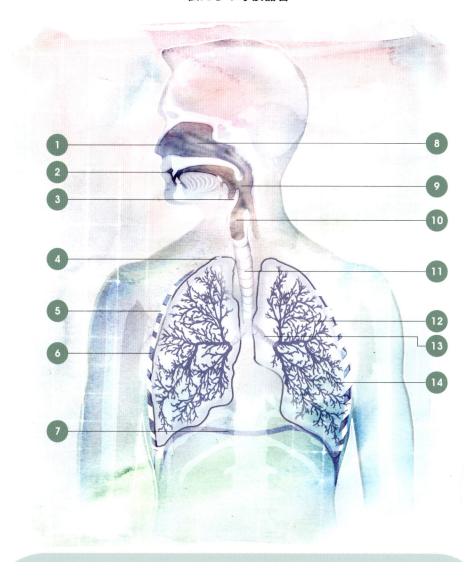

- ① 鼻
- ② 口
- ③ 喉頭蓋
- ④ 胸膜
- ⑤ 肋骨
- ⑥ 肋間筋
- ⑦ 横隔膜
- ⑧ 鼻腔
- ⑨ 咽頭（喉）
- ⑩ 喉頭（発声器）
- ⑪ 気管（喉笛）
- ⑫ 肺
- ⑬ 気管支
- ⑭ 肺胞

The nose and mouth
鼻と口

　呼吸をすると、空気は鼻か口を通って体内に入ります。鼻孔より口腔の方が大きいため、口から吸った方がたくさん空気を吸い込めます。例えば、話したり歌ったり、管楽器を演奏したりエクササイズをしたりするときには重要なことです。口で呼吸した方が空気に対する抵抗が少ないため、肺に早く空気を取り込めます。ただ、鼻で吸った空気の方が温かく湿気もあり、ろ過されていて健康には良いことは覚えておいてください。口で吸っても鼻で吸っても、空気は喉の奥から気管を通り、気管支へと送られ、肺に届けられます。

　食べたり飲んだりすると、食べ物や飲み物は食道を経由し胃へと運ばれます。食道は気管の後ろにあります(気管は喉笛とも言われます)。食べ物や飲み物を飲みこむと、軟骨の小さな弁である喉頭蓋が気管を閉じます。そのため気管を通って食べ物が肺に運ばれることはなく、胃に運ばれます。呼吸と食事を同時に行うのは無理があるので、急いで食べたり話しながら食べると気管に入ってしまうわけです。

The trachea
気管

　喉笛とも呼ばれる「気管」は、長さ約10cm、直径2.5cm以下の筒状のチューブです。気管は喉頭の下から胸骨の後ろへと走っています。柔らかい軟骨でできていますが、常に開いた状態で働いているので、非常に丈夫なつくりです。そして、気管支と呼ばれる2つの小さなチューブに分かれ、それが左右の肺へとつながっています。

The bronchi
気管支

　気管支は肺につながる主要な通路です。空気は喉頭から気管支へ送られます。気管から2つの気管支に分かれ、左右に分かれて空気が送られるのです。気管支はまるで樹木のようにさらに枝分かれしています。気管支は肺組織に近づくにつれ小さく狭くなり、最終的には細気管支となります。その通り道の先は肺胞と呼ばれる房状の袋となり、そこで酸素と二酸化炭素の交換が行われています。

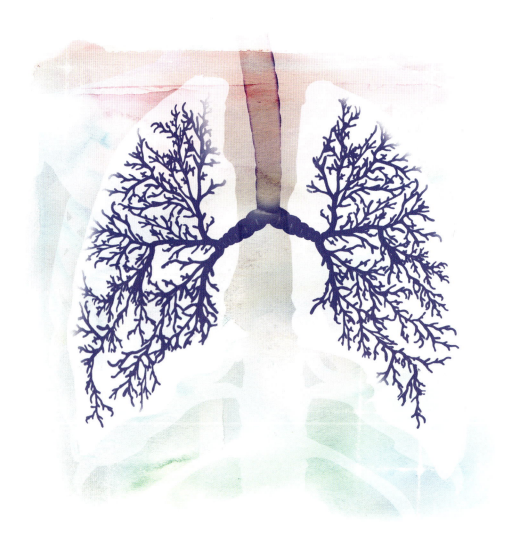

| chapter two | ---- How Breathing Works

The lungs
肺

　肺は4〜6Lの空気をため込む2つのしなやかな容器で、大きさは体の大きさによって異なります。伸縮自在なスポンジ状で、常に空気が入っています。その伸縮自在な特徴から、肺は肋骨の形と横隔膜の動きによって形づくられ、横隔膜と肋骨の動きに自然と合わせることができます。肺の大きさや位置、そして肺のなかには常に空気が入っているということを知らない人が多いでしょう。肺が完全にしぼむということはありません。

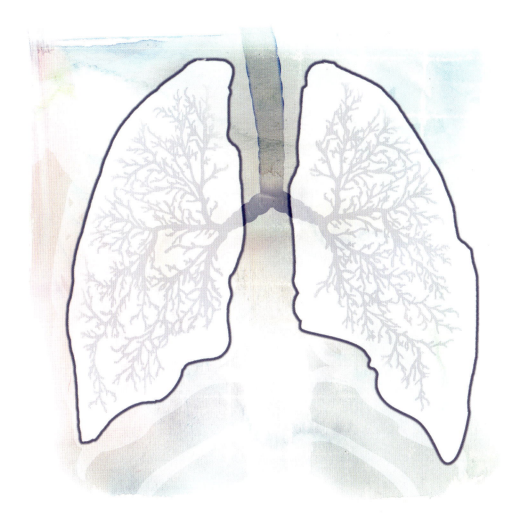

肺は胸郭のなかで左右に分かれており、横隔膜の上にあります。肺は左右対称ではありません。右の肺には３つの肺葉があり、左の肺より大きいのです。左の肺には肺葉が２つしかなく、少し小さめなのですが、これは肺葉が心臓とほぼ同じ位置にあるためです。肺は立体的な円錐形で底の部分は横隔膜の上にあります。肺の上部は丸みを帯びていて、完全に膨らむと鎖骨から胸郭の底までの空間を占領してしまいます。肺組織が多くあるのは前面より後面です。肺は胸膜と呼ばれる薄い組織層に覆われています。胸腔のなかにも同じような層があります。流動的な層は潤滑油のような役目を果たし、呼吸をするたびにスムーズに収縮するようになっているのです。

The ribcage
胸郭

　胸郭は蜂の巣のような形状で、体内で最も重要な器官、すなわち心臓と肺を取り囲み保護し、包んでいます。胸郭は胸部の骨格を安定させ、ほぼすべての肋骨とつながり、支えています。肋骨は左右に12本ずつあり、合計で24本です。肋骨は後ろにある脊椎と前にある胸骨とつながっています。肋骨は肋椎関節によって脊椎とつながっていて、呼吸のたびに自由に動きます。この滑走関節のおかげで、胸郭は自由で滑らかな動きができます。また、肋骨と前でつながっている軟骨のおかげで、胸郭は丈夫で柔軟な動きをし、どれだけ息を吸い込んでも膨らみます。肋骨は、肺が自由に動けるよう自然な収縮性があり、動きやすく柔軟なのです。

体のなかに筋緊張があり過ぎると呼吸は大変な重労働になります

| *chapter two* | ---- *How Breathing Works*

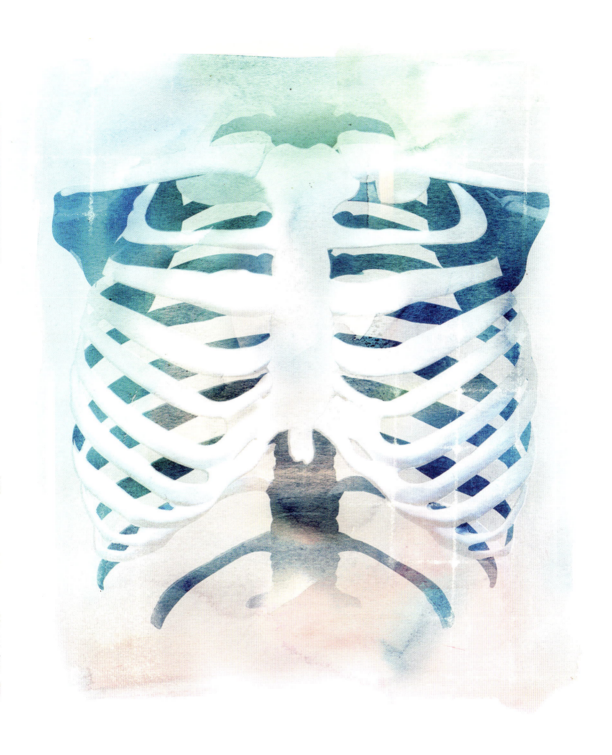

胸骨は、胸郭の前部の中央にある縦長の平らな骨です。長さは約15cm、幅は約2.5cmで垂直に位置しています。3つの部分に分かれていて、肋骨のほとんどを支え、気管が損傷しないよう保護しています。最初の7本の肋骨は胸骨に直接付着しており、次の3本は湾曲した肋軟骨を介して胸骨に付着しています。残りの2本は胸骨に全く触れていないので、浮動肋骨と呼ばれます。文字どおり「浮いて」いて、後ろで脊椎とつながっているだけなのです。

　体がうまく働いていると、呼吸器系の筋肉と骨とがすべて調和し合って自由に動きます。体のなかに筋緊張があり過ぎると、直立型で収縮性があって繊細なバランスを保っている骨格の構造に悪影響を与えます。そうなると胸郭の周りに筋緊張を生み出し、呼吸器系の本来の構造を妨害し、簡単なはずの呼吸が大変な重労働になります。

❶　胸郭のいろんな場所に手を優しく置きます。
❷　呼吸したとき、どの部位が一番大きく動くか観察します。
友達や家族にもこのエクササイズを行ってもらい、同じ結果かどうか確かめましょう。

| chapter two | ---- How Breathing Works

The diaphragm
横隔膜

　呼吸をすると、横隔膜が位置している胴体の中央部分が動くので、呼吸を基本的にコントロールしている筋肉は横隔膜だと思っている人がほとんどです。しかし実際、横隔膜は、呼吸のために他にもたくさん動いている体の部位のひとつでしかありません。

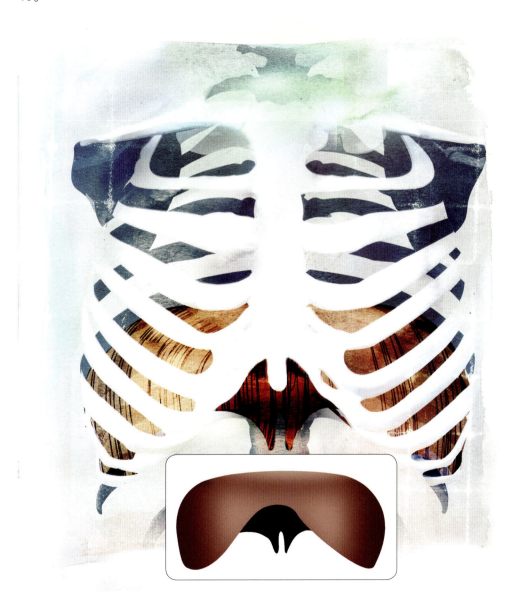

健全な呼吸をすると、すべての呼吸筋が互いに調和し合って同時に動きます。横隔膜の役割は、横隔神経を介して脳からの指令を受け取り、呼吸を始めることです。より自由で調和のとれた呼吸ができると、横隔膜の動く範囲は広がります。横隔膜が動くほど、自由で効率の良い呼吸ができるのです。

　横隔膜は一番大きな呼吸筋です。そして上半身を2つに分ける柔軟な筋肉です。横隔膜の上には肺と心臓を含む胸郭があり、横隔膜の下には、肝臓、胃、腎臓、小腸と大腸、膵臓、胆嚢、そして脾臓がある腹部があります。横隔膜の外側は肋骨の下部と胸骨の底部に付着しています。横隔膜筋は薄く不規則な形状で、上下にある器官の形に影響を受けています。横隔膜は上がったり下がったりする膜状の筋肉で、上下の器官を分けつつ、器官をマッサージする役割も果たしていると考えられています。横隔膜は腰部脊椎の椎骨とつながっています。次のエクササイズは横隔膜を解放するので、呼吸が浅い人にはとても効果的です。

❶　息を吐くとき、息を歯にあてて「スー」と音をさせます。
❷　これが限界と思うまで続けます。
　　でも決して無理をしないでください。
❸　最後に残ったわずかな空気を一瞬で押し出します。

横隔膜が解放され、次の呼吸がいつもより大きくなるのを感じるでしょう。

| chapter two | ---- How Breathing Works

横隔膜の形状と動きは間違って理解されることが多いです。次のエクササイズは横隔膜が実際どのように動くか理解するのに役立ちます。

❶ 風に吹かれるパラシュートが上がったり下がったりする動きを想像してみてください。または海を泳ぐクラゲでも構いません。

❷ 自分の体の中心にも同じような動きがあると想像してください。横隔膜が上がるとドームのように広がり、下がると平らになるという様子です。

常に行われているこの上下運動を、数分間かけて認識しましょう。息を吐くと横隔膜が上がり、息を吸うと横隔膜が下がるという動きを認識することが重要です。

　横隔膜はとても強い筋肉であると同時に、可動性と収縮性も備えています。この収縮性は、上下の器官の形状の変化と肺の大きさの変化に対応するために必要なのです。横隔膜は立体的に動くことで、息を吸ったり吐いたりする動きに合わせていることを認識することが重要です。横隔膜が下がると垂直に広がり、腹部への圧力を増やし、器官を下へ外側へと動かします。そうすることで胸郭が大きくなり、肺を広げてより多くの空気を体内に取り込むことができます。

How respiration works

呼吸の仕組み

　呼吸は自律神経によって調節されています。血液中の酸素や二酸化炭素の質を監視する脳幹や骨髄に、呼吸中枢があります。この働きは無意識に行われていて、脳の潜在意識が呼吸をコントロールしています。この呼吸中枢が、血液中の酸素と二酸化炭素のバランスを保っています。酸素と二酸化炭素の比率のバランスが崩れると、脳には横隔神経を介して横隔膜に呼吸の速度と深さの増減に関する指令が届けられます。この調整によって二酸化炭素と酸素濃度が正常に戻り、呼吸速度が規則正しくなるのです。

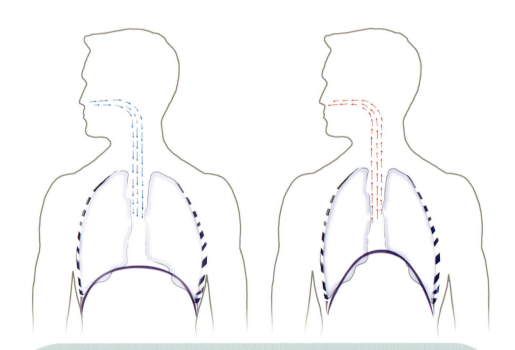

息を吸う

呼吸量が増えると圧は下がる
・肋骨は上に外に動く
・横隔膜が平らになる
・肺が広がる

息を吐く

呼吸量が減ると圧は上がる
・肋骨は落ちる（下がる）
・横隔膜が上昇する
・肺は小さくなる

さらに肺と胸壁には伸縮受容体があり、肺や胸壁の広がり方を常にモニターしています。肺や胸郭周辺の筋肉が伸びて膨らみ過ぎると、この受容体は呼吸中枢に対して、息を吐き出して呼気を抑制するよう信号を送り、肺にダメージを与えないようにするのです。では、息を吸ったり吐いたりするときに何が起きているのか見てみましょう。

Inhalation
息を吸う

胸膜と呼ばれる袋は肺を包んでいて、スポンジのように伸縮する肺に対応できる収縮性があります。ここで横隔膜の働きを考えると、呼吸の仕組みについての理解を深めることができます。

息を吸うと横隔膜は収縮し、腹部の臓器を押し下げます。胸腔の大きさが変化すると、胸膜に部分的な空間ができ、外部からの空気がすぐにその空間に入り込みます。同時に肋骨が上や外へと引っ張られ、肺が広がったときの空間を確保するのです。

Exhalation
息を吐く

肺から空気が排出される状態です。息を吐くと横隔膜が弛緩して上向きに動き、外気と胸郭内部の圧力に差が生じます。つまり胸腔の大きさを変え、交互に低圧と高圧の領域をつくりだすのは呼吸筋で、肺に空気を取り込んだり排出したりしているのです。息を吐き、横隔膜が緩むとドーム型の形状になり、同時に肋骨は下へ内側に下がります。この動きで胸部の形状が変わり、胸腔と胸膜嚢の空間が減ります。息を吐く間、外気の空気圧とバランスをとるため、肺から空気が排出されるのです。これは意識的に何かしようとしなくとも、「自動的に行われている」と認識することが重要です。横隔膜や肺、腹部、そして胸郭周辺の筋肉がうまく調和し合って働くと、最も効率の良い呼吸ができるのです。

これは平らな紙袋を開くのに似ています。袋を開けると、できたばかりの空間を埋めようと空気が入ってきます。袋を畳むと自動的に空気は押し出されます。呼吸するときには、意識的に何かをする必要はないのです。

また、「何をしているか」でも呼吸は変わります。休んでいるときは横隔膜と他の

呼吸筋の動きは最小限です。運動をしているときは、肺により多くの空気が必要となり、横隔膜などの呼吸をするための筋肉の動きは増えます。活発な動きには、より多くの酸素が必要となるのです。上向きに動く横隔膜を支えるため、すべての呼吸筋はたくさん働かなくてはなりません。こうした呼吸筋の動きのおかげで肺を空にできるため、新鮮な酸素がより早く入り込めるのです。

　空気の交換は実に簡単です。空気が外から肺のなかへ入ると、気管を通って肺のなかの気管支に入ります。先ほども説明したとおり、この気管支はどんどんと分かれ、最終的には細気管支と呼ばれる小さな通路に枝分かれしていくのです。

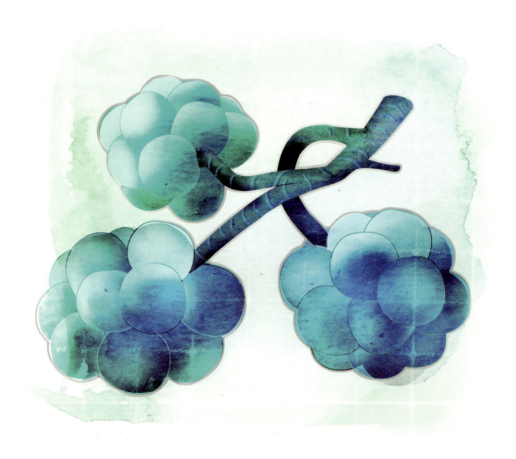

細気管支には繊毛が並んでいます。小さな髪の毛のような細胞で、呼吸するたびに動きます。この動きのおかげで、肺から粘液を取り除きやすくなります。細気管支の終点は、肺胞と呼ばれる小さな風船のような空気の袋です。人間の体には3億個以上の肺胞があります。肺胞は毛細血管と呼ばれる小さな血管の網に囲まれていて、そこで酸素と二酸化炭素の交換が行われています。

　息を吸ったり吐いたりするたびに、肺胞が膨らんだり収縮したりします。取り込まれた空気中の酸素は、肺胞と隣接する毛細血管の壁を通り、赤血球に拡散されます。

　血液が酸素を吸収すると、血液は肺を離れて心臓へと運ばれます。器官や組織すべての細胞に酸素が行き渡るよう、心臓は酸素が豊富な血液を体内に押し出すのです。細胞が酸素を使うので二酸化炭素が生まれます。細胞の酸化で起きる副産物ですが、それが血液中に再び吸収されます。血液は二酸化炭素を肺に戻しますが、息を吐くことで、二酸化炭素が多く含まれた空気は体外へと排出されるのです。

Breath is a gift
呼吸は授かりもの

　呼吸において一番大切なのは、「自然に息を吸ったり吐いたりする方法を妨げない」ということです。すべてのプロセスは、本来備わっている無理のない方法です。無理やり息を吸ったり吐いたり、息を吹いたり止めたりする必要はありません。息をしようとする必要すらないのです。長い呼吸もあれば短い呼吸もありますが、それは私たちが決めることではありません。

　私たちがするべきなのは、とにかく呼吸を妨げる悪い習慣を認識し、その習慣をなくすことです。他に認識すべき点は、一つひとつの呼吸をもたらしてくれるのは命そのものであり、呼吸は命から与えられたギフトであるということです。すべての呼吸は感謝とともにあるのです。

自然に息を吸ったり吐いたりする方法を妨げないことが大切です

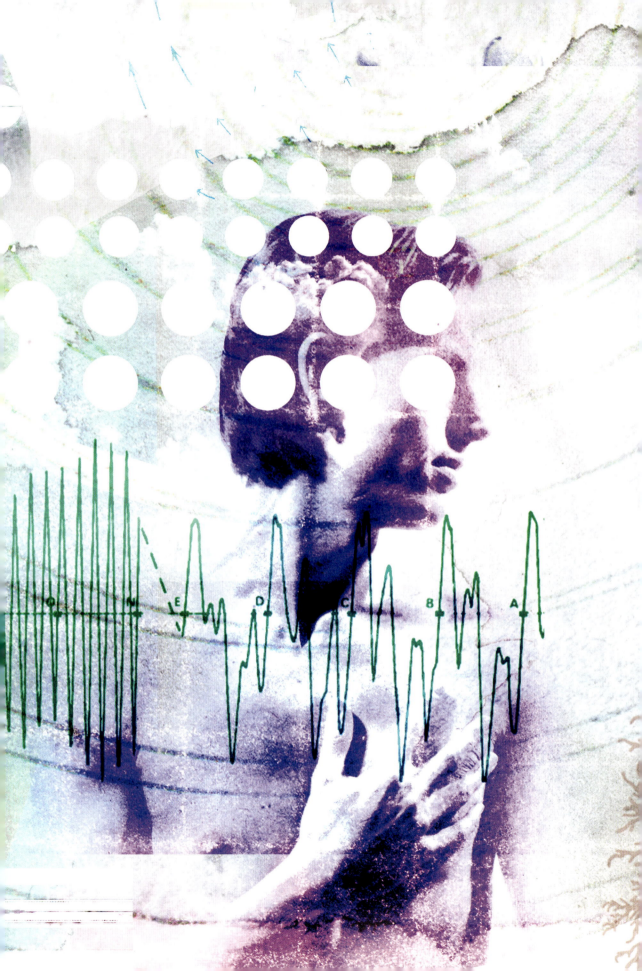

chapter three

The Breathing Man

呼吸の達人

私は新たな呼吸法を発見したと主張するつもりはないが、
自然な呼吸こそが正しいのだと理解できるようになったのだ。

フレデリック・マサイアス・アレクサンダー

Alexander's story

アレクサンダーの生い立ち

　呼吸の世界には、呼吸法の理解や改善に貢献した先駆者として、際立った人物がいます。その人こそフレデリック・マサイアス・アレクサンダーです。彼は、自分自身が声と呼吸の症状に悩まされたことをきっかけに、1800年代後半、呼吸を調整する方法を開発したのです。長年にわたって、彼は有害な呼吸や姿勢の習慣を改善し、自由で開かれたものに変える手助けとなるような技術やメソッドを開発しました。そのメソッドを理解するため、まずはアレクサンダー本人がどのように声と呼吸の問題を克服したのか、その物語を見てみましょう。

　アレクサンダーは1869年、オーストラリアのタスマニアで、スコットランドとアイルランドの血を引く子として誕生しました。早産で生まれたアレクサンダーは、誕生したその日から呼吸器系の問題に悩まされてきました。虚弱体質だったため学校には通えず、夜間に地元の教師から教育を受けました。アレクサンダーは、成長するにつれ演劇に興味を持つようになり、20歳のときにはメルボルンに旅行し、劇場やコンサートやアートギャラリーに3ヵ月通いつめました。この旅の終わりには、俳優と朗読家になるための訓練をしたいと心に決めていたのです。

> アレクサンダーは有害な呼吸や姿勢の習慣を改善し、
> 自由で開かれたものに変える手助けをしました

Voice concerns
声に対する興味

　アレクサンダーはメルボルンに残って俳優になるための訓練を始め、ほどなくして才能ある朗読家として高い評価を受けます。そして、単独でシェイクスピアの朗読を専門とした劇団を設立。成功すればするほど観客は増え、劇場は大きくなっていきました。しかし、マイクなどの機材を使わないため、声を押し出すことで緊張が増えていました。しばらくするとこの緊張は目に見えるほど悪化し、公演中に音を立てて呼吸したり、声がかすれたりするようになってしまいます。医師やボイストレーナーを訪ね、治療や訓練を受けますが、効き目がなくなると声は悪化する一方。ついには公演を最後までやり遂げるのがやっとという状態にまでなりました。この問題は彼のキャリアに支障をきたす事態だと深刻に考えるようになります。

　絶望的になったアレクサンダーは再び医師を訪ね、喉の検査を受けた結果、「声帯に無理がかかっているだけなので、2週間は完全に声を休ませるべきだ」と言われます。わらにもすがる思いで、アレクサンダーはその先2週間はできる限り声を使わないようにしました。再び舞台に立ったとき、初めのうちはかすれ声が出ることもなく、はっきりとした声になっていることに彼は喜ぶのですが、中盤にさしかかった頃には、以前にも増してひどいかすれ声が出てきて、その日の夜にはほとんど話せない状態になっていました。

　次の日、医師に事の成り行きを説明します。医師はアレクサンダーが治療を続ける決心をしたのかと安堵しますが、彼はそれを拒否します。医師の指導に2週間も従ったのに1時間もしないうちに症状は再発し、この治療法に長期的な効果は望めないとわかったからです。「公演が始まるときは声が完璧な状態だったのに、終わったときにひどい状態になっているのだとしたら、朗読の最中に何か問題があるはずだ」とアレクサンダーは医師に伝えます。医師はしばらく考えたのち、この見解に賛同します。そこでアレクサンダーは、その原因は何なのか教えてほしいと尋ねますが、医師の答えは「わからない」というものでした。アレクサンダーは、医師の元を去り、自分で答えを追求しようと決心したのです。

Self-discovery
自己発見

　アレクサンダーは、自己発見のための研究を進めるうち、声と呼吸の問題を解決する方法だけでなく、最終的には姿勢と呼吸について深く理解するようになります。「人は無意識のうちに、体の自然な動きだけでなく体全体の調和や呼吸を大きく妨げてしまうことがある……そしてこれが大きな原因となって人間は苦しんでいる」そう悟ったのです。

　アレクサンダーの発見は、当時あまり評価されませんでしたが、20世紀を代表する偉大な発見であったと言っても過言ではないでしょう。アレクサンダーのたどった軌跡は、まるで推理小説。彼が素晴らしいのは、「無意識のうちに自分自身が問題を生み出している」と見抜いたことです。粘り強い性格のおかげで、問題の原因に到達し、解決の方法を見つけました。研究を始めたアレクサンダーには当初、たった２つの手掛かりしかありませんでした。

・舞台での演技によって、声がかすれて呼吸がつらくなり、声が出なくなった
・普通に話すと、声はかすれなくなった

「普通に話すと声が出なくなったり呼吸がつらくなったりしないのに、朗読をするとその症状が出るということは、朗読のときに何か違うことをしているに違いない」
　アレクサンダーは論理的にそう推測しました。その違いが何かということを見つけ出すことができれば、朗読のときの声の使い方を変えて問題を解消できるかもしれないと考えたのです。
　アレクサンダーは鏡の前に立ち、普通に話すときと朗読をするときとの違いが何なのか、観察しました。注意深く観察してみると、普通に話しているときは不自然なところはないのに、朗読を始めるとある違いが生じることに気づきました。

・頭が後ろに引っ張られて背骨に向かって傾き、負荷がかかっている
・同時に喉頭（声帯が位置する喉の領域）を押し下げている
・息切れのような音を出し、口から息を吸っている

アレクサンダーは、自分にこんな癖があったことに初めて気づきました。普通の話し声に戻しても同じような傾向は見られるものの、声がかすれるほどではなく、癖もそこまで顕著ではないため見逃していたのです。この大きな発見の後、またやる気を出して再び鏡の前に戻り、何度も朗読を繰り返し、さらに何か手掛かりを見つけられないかと試みます。そしてすぐに、声を張り上げるようにして読まなければならない部分に差し掛かると、その癖がさらに顕著になるということに気づきます。初めに疑問を抱いたとおり、「朗読の仕方と声の緊張には関連性がある」ということを明らかにしたのです。

Cause and effect
原因と結果

次にアレクサンダーが注目したのは、そのような悪影響を及ぼす習慣の根本的な原因の解明でした。さらなる実験でわかったことは、強い息の吸い込みや喉頭を押し下げてしまうことは避けられなくても、筋緊張を緩めることで頭を後ろに引っ張ることをある程度は防げる、ということでした。アレクサンダーは鏡の前で実験を続け、頭を後ろに引っ張って喉頭を押し下げることをやめれば、息切れのような音が出にくくなるということに気づきます。再び医師に会い、再検査を受けた結果、喉と声帯の状態が改善していると告げられました。これによって、声が出なくなった原因は「朗読の仕方」であったということが証明され、その方法を変えることで問題解決につながると彼は考えたのです。

> 彼は朗読の仕方と声の緊張には
> 関連性があることを明らかにしました

Unreliable sensory appreciation
信頼できない感覚評価

　問題の核心に到達できたと信じたアレクサンダーは、さらに声帯の状態を改善できるか検証を続けました。頭を後ろに引っ張るのを止めようと、頭をわざと前に傾けてみます。しかし、同じように喉頭を押し下げる結果となったことに驚きました。この謎を解こうと、新たに2枚の鏡を購入し、正面にある鏡とは別に、体の両側に1枚ずつ鏡を置きます。鏡に映し出された自分の姿を見ると、頭と背骨は以前にも増して後ろに引っ張られ、自分が思っていたこととは真逆の行動をしていることがわかったのです。アレクサンダーはこの状態を「誤りやすい感覚評価」（*Faulty sensory appreciation*）と名づけました。

　つまり、感覚だけをあてにしていては、自分が何をしていて、何をしていないかを正確に知ることはできないということです。アレクサンダーは最初のうち、こうしたことは自分だけに当てはまるものと思っていましたが、他の人にも呼吸法を教えるようになり、この誤りやすい感覚評価は普遍的なものだと実感するのです。それからすぐに、頭を後ろに引っ張ることで、喉頭が押し下げられるだけでなく、体全体にさまざまな緊張や力が加わることに気づくようになります。自分の姿を見ると、胸を持ち上げて骨盤を前に出し、脚の筋肉に過度な緊張が加わり足で床をつかむような立ち方をしていました。頭を後ろに引っ張るという癖が、姿勢全体や体のバランス、呼吸に影響を及ぼしていたのです。

　アレクサンダーの場合、脚全体を緊張させる癖があり、首にある筋肉（頸筋）も緊張させていました。足で床をつかむような立ち方も、あまりにも長く習慣化してしまっていたため、気づくことさえできなくなっていたのです。初めのうちは、こういった癖をすべて断ち切ろうとすると、ほとんど朗読ができず、さらに朗読の仕方を変えようとすると緊張が増し、状況はますます悪化。アレクサンダーは何もできなくなってしまいました。自分の体がどのように動くのか知る必要があるのに、この経験のせいで自分の筋肉運動の知覚に頼ることができなくなっていたのです。

Directions
ディレクション

　アレクサンダーはこういった経験をきっかけに、朗読をするときにどうやって体を動かしていたのか自分に問いかけます。しかし自分の動き方なんて今まで気にしたことはなく、今までと同じやり方が正しいと感じてしまうので、以前のように動いていただけでした。そこで、別の方法を試してみることにしました。頭を前に向けることだけを意識し、変化をもたらすためのディレクション*を考えることに集中したのです。

　少しは成果があったものの、頭を後ろに引っ張る癖は治っていなかったので、あらゆる原因を探りました。朗読が始まる前まではディレクションがうまくいくのですが、すぐに元に戻って首を後ろに引っ張り、体の筋肉が緊張してしまいます。朗読になると「正しくやらなくてはいけない」という意識が働いてしまい、頚筋が緊張してしまうことに気がつきました。目標を達成することだけに執着してしまい、その過程を考えていなかったので、目標を意識しないよう注意を払いました。

　そして、「話す」という行為と「朗読」という行為の間に、余裕を持とうと決めたのです。アレクサンダーはこの過程を「インヒビション」と名づけました。インヒビションをすることで、頭を後ろに引っ張るという身に染みついてしまった習慣に気づき、やめることができたのです。アレクサンダーが考え出した、気づき、悪い習慣の根絶、自由な選択というやり方で成り立つ原理や技法が、今日のアレクサンダー・テクニークの基礎となっています。努力の積み重ねにより、彼はキャリアを脅かした有害な習慣から解放されただけでなく、生まれたときから悩まされてきた呼吸の問題を治すこともできたのです。

＊［訳者注］「ディレクション」：アレクサンダー・テクニークの用語で、癖を防ぐため、自分自身の気づきと注意力を使い体に与える指示、方向性のことを指す。詳しくはp.81で解説

声と呼吸の問題を自分で治した俳優の話は
瞬く間に世間に知れ渡ることになります

Spreading the word
噂が広がる

　アレクサンダーが舞台に戻ると、同じような問題に悩まされる大勢の俳優が彼のもとに助けを求めに訪れ、メソッドの伝授が始まりました。声と呼吸の問題を自分で治した俳優の話は瞬く間に世間に知れ渡り、アレクサンダーは医師から患者を引き受けるようになり、さまざまな病気の治療に成功します。アレクサンダーは、言葉だけでなく自らの手を使って優しくテクニークを伝えました。大勢の人々が病気の根源である悪い習慣を変えられるよう手助けをしたのです。初めのうち、アレクサンダーのメソッドは呼吸や声の問題を抱える人々に使われていたので、「呼吸の達人」として知られていました。しかし、その後、医師から治療法のわからないさまざまな症状の患者が送り込まれるようになり、アレクサンダーは医学の力では治せない患者にも、手を差し伸べるようになるのです。

　その医師の1人であるJ.W.スチュワート・マッケイ博士は、アレクサンダーの技術に大きな可能性を感じ、「ロンドンへ行ってこの技術を多くの人に伝えるべきだ」と彼を説得します。1904年の春、アレクサンダーはロンドンに向けて出帆。その年の終わりに到着し、ロンドンの中心地であるヴィクトリア・ストリートやアシュレイ・プレイスで診療所を開設し、さまざまなメソッドを伝えました。アレクサンダーは1955年10月に亡くなるまで、ロンドンで多くの人たちのために尽力したのです。

The Alexander Technique today
今日のアレクサンダー・テクニーク

　今日、アレクサンダー・テクニークは世界中に広まり、世界30カ国以上の国々で何千人もの教師がさまざまな健康の問題を抱える人々を手助けしています。最近では、姿勢の改善や腰痛の解消、ストレス軽減の方法としてアレクサンダー・テクニークは認知されていますが、1900年当時と同じく、呼吸の改善法としても有効な手段で、その原理をチャプター6で紹介しています。実際、姿勢の改善や有害な筋緊張の緩和を目的にこのテクニークを実践すれば、呼吸の改善にもつながりますし、その逆もあります。姿勢や体の痛み、ストレス、呼吸はすべて関連性があるのです。

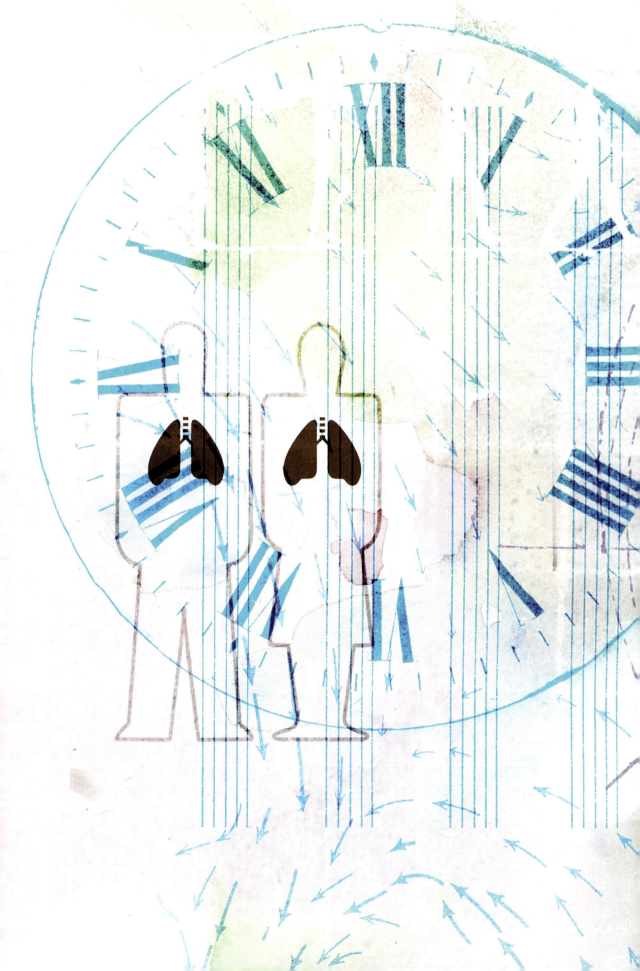

chapter four

Habits and Misconceptions

習慣と誤解

無限なものは2つある。
宇宙の存在と人間の愚かさだ。
そして、宇宙のことがまだわからないでいる。

アルベルト・アインシュタイン

Breathing and the stresses of life

呼吸と生活のストレス

　生まれたときは誰もが自然で無理のない呼吸をしています。たいてい5歳までは、穏やかに眠っているときも、遊んだり興奮しているときも、自然な呼吸をしています。子どもの呼吸に耳を傾けてみると、過度な負担や緊張のかかった、大人のような息づかいはほとんど聞こえないでしょう。

　現代社会では、ありのままの今この瞬間や、平和な状態から私たちを引き離そうとするさまざまなストレスに対応しなくてはいけません。喘息や環境汚染、仕事や学校のストレス、筋肉や骨格の不調、精神的な負担といった要因が、質の悪い呼吸を引き起こすのです。

　年を重ねるほど日々のストレスは増え、それが呼吸に大きな影響を与えることで自然な呼吸リズムが失われていきます。人生の試練を乗り越えていく過程で、自然な呼吸のリズムが有害な呼吸の習慣へと移り変わってしまいます。悪い癖に気がついて呼吸法を改善させようとして、間違ったやり方を学んでしまうことも多く、さらに悪い習慣を重ねて身につけてしまうこともあるのです。すでに述べたように、まず目標とするのは、正しい呼吸を身につけることではなく、呼吸器系を妨げないように自然な呼吸のリズムを再構築させることです。

　アレクサンダーは「間違ったことを止めれば、自然と正しい道へと導かれる」と言っていますが、それはまさに呼吸法にも当てはまるのです。

年を重ねるほど生活のストレスは増え、
それが呼吸に大きな影響を与えます

| chapter four | ---- Habits and Misconceptions

Breathing misunderstood

呼吸に対する誤解

　チャプター3で述べたとおり、アレクサンダーは姿勢や呼吸、朗読においてさまざまな誤解があったことを認識し、それを「誤りやすい感覚評価」(faulty sensory appreciation)と名づけました。最初の頃アレクサンダーは、こうしたことは、あくまでも自分だけに当てはまることだと思っていたのですが、他の人にも呼吸法を教えるようになり、多くの人に当てはまることだとわかったのです。

　以下に、呼吸に関して最も多く**誤解されていること**を挙げました。詳しくは次のページから解説します。

> ×肺は体幹の中央に位置する小さな器官である
> ×鼻孔は上に向かっている
> ×息を止めると呼吸が鍛えられる
> ×深呼吸は呼吸の改善を助ける
> ×呼吸補助筋を使うとよい
> ×腹式呼吸が正しい呼吸法である
> ×腹部で呼吸する方法を練習すると全体的な呼吸が改善される
> ×呼吸するときには、胸郭上部はあまり動かさない方がよい。代わりに腹部が動くべきである
> ×肺を完全に空っぽにしてから吸った方がよい

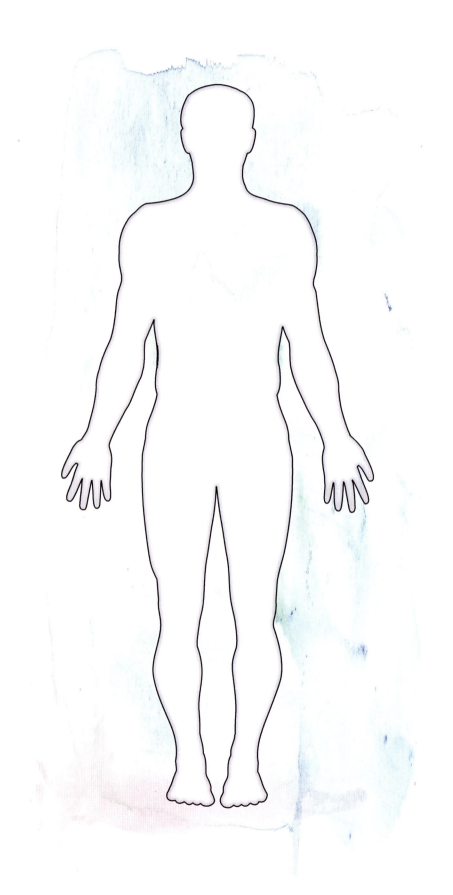

The lungs are small organs that are located in the middle of the torso

【誤解1】肺は体幹の中央に位置する小さな器官である

肺の大きさや形や位置を見てみる前に次のエクササイズを行ってみましょう。

- 左ページの画像をコピーするか、画像を参考に体の輪郭を描いてください。肺があると思われる位置に、あなたの考える大きさと形で肺を描き入れてみましょう。

　多くの人が肺の位置や大きさに関して、実際とはかけ離れた認識を持っています。成人の肺の大きさは、性別や身長、姿勢によって違います。大半の人の肺の長さは25～35cm、最大幅は10～15cmです。形状はラグビーボールに似ていて先端が尖った楕円形ですが、実際はラグビーボールよりは小さくて、狭く、重さは通常0.9～1.4kgです。

　次のページにあるレントゲン写真で実際の大きさと位置を確認してみてください。あなたが描いたものと比べるとどうですか？　肺の上部は鎖骨の上まで広がり、肺の底の部分は完全に膨らんだとき肋骨の底にまで到達するほど伸びます。

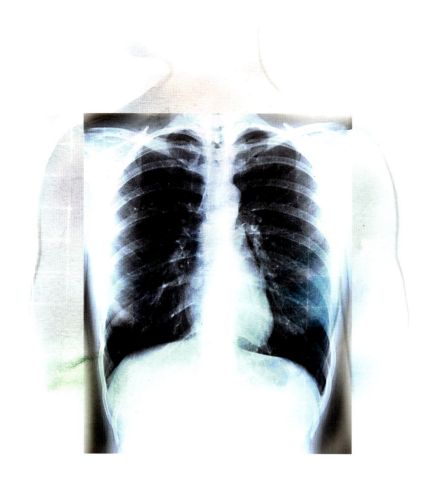

The nasal passage goes upwards
【誤解２】鼻孔は上に向かっている

- 次の画像をコピーするか真似て描いて、あなたが思う鼻孔から気管（喉笛）へと通る空気の道筋を矢印で書いてください。

| *chapter four* | ---- Habits and Misconceptions

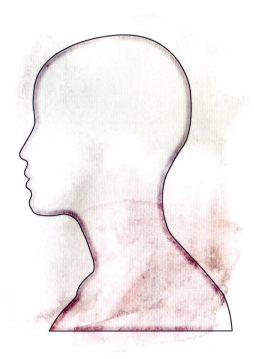

　一般的に鼻から入る空気は上方向に進むと考えられがちですが、実際は水平方向に進みます。次のエクササイズに挑戦してみましょう。

❶　鼻から入った空気は上方向に進むとイメージしながら空気を吸います。この簡単な行動にどれだけの緊張と努力を要すると感じるでしょうか？
❷　今度は息を吸うとき、鼻から水平方向に空気が進むとイメージします。先ほどより簡単に感じませんか？　このように息を吸うと緊張は生まれません。
次のページの図を見れば、鼻孔は平行に伸びているとわかるでしょう。

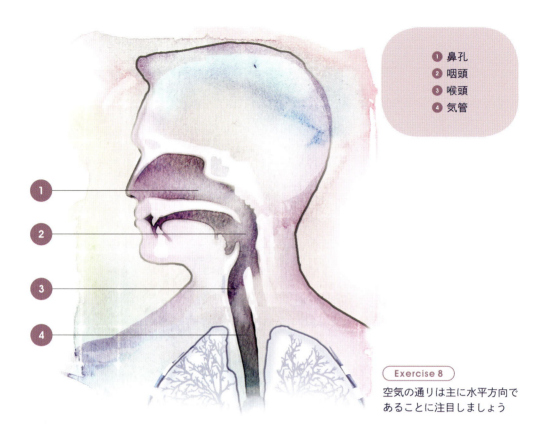

1. 鼻孔
2. 咽頭
3. 喉頭
4. 気管

Exercise 8

空気の通りは主に水平方向であることに注目しましょう

Holding the breath strengthens the respiratory muscles
【誤解3】息を止めると呼吸が鍛えられる

　息を止めるという訓練は、体を鍛錬する方法として考えられており、これはヨガの伝統に根ざしています。今日では、水泳選手から歌手に至るまで、多くの人たちが、「息を止めることで呼吸の改善と呼吸筋を鍛えられる」という間違った認識のもと、エクササイズを行っています。

　実際は呼吸を止めることで、呼吸系を強化するどころか弱めてしまいます。私たちは、ストレスに対する自然な反応として息を止めることがあります。舞台に出る前のパフォーマーや講演を行う人が緊張している様子を観察してみてください。不安なときや予期せぬ出来事に直面すると、私たちは息を止めています。スリリングな映画や怖い映画を観るときにどうなるか注意を払ってみましょう。頻繁に息を止めていると、それが習慣となって理由もなく息を止めてしまうという危険性もあります。

| *chapter four* | ---- Habits and Misconceptions

❶ 台所用のイスを持ち上げて再び下ろすか、または背伸びしたときの呼吸を観察します。

❷ 「この行動をしている最中に息を止めただろうか」と自分自身に問いかけましょう。

答えが「イエス」なら、今度は一定の呼吸で同じ行動ができるかどうか試してみます。

呼吸を止めると二酸化炭素がつくり出されますが、神経系にはストレスとして働いてしまうと認識してください。また、自然な呼吸サイクルも妨げられ、呼吸器系の筋肉が緊張し、肺や肋骨、横隔膜の自由な動きが制限されてしまいます。誰かが息を止める様子を見れば、緊張していることが見て取れるでしょう。

・外に出て歩き、なるべく自由に呼吸できるよう心掛けましょう。

・1〜2分後、息を止めて少し歩いてみましょう。

歩き方に変化があるかどうか検証します。例えば、歩幅が変わったか、足が重く感じるか、腕を自由に振っているかを確認してみましょう。

Deep breathing helps to improve respiration
【誤解４】深呼吸は呼吸の改善を助ける

　わざと深く息を吸おうとすると、頭を後ろに引っ張り背中を後ろに反らすようになり、胸の周りの筋肉と胸郭が緊張します。有益な効果を期待できるどころか、肋骨や肺、横隔膜の自由な動きを妨げてしまいます。例外なく、過度な筋緊張は調和した自然で自由な呼吸の敵です。呼吸を改善させるための行動がむしろ状況を悪化させてしまいます。次のエクササイズをやってみれば、過度な緊張は自由で楽な呼吸のためにならないとわかるはずです。

・胸郭の周り全体に意識を向け4～5回呼吸をします。
何か気づいたことはありますか？　このエクササイズをすることで緊張を感じますか？

　胸や肋骨の動きが増したと感じるかもしれませんが、楽でもありませんし、自由でもありません。定期的に深呼吸を行うのは逆効果なのです。呼吸で用いられる筋肉がどんどん緊張し、結果的には呼吸を制限し、事態を悪化させてしまいます。

It is beneficial to use the accessory breathing muscles
【誤解5】呼吸補助筋を使うとよい

　呼吸器系が自然の摂理に従って動けば、無理のない呼吸ができます。意識して何かしなくても、肺は静かに空気で満たされたり空になったりします。しかし、呼吸をするときに不必要な緊張を加えてしまうと、自然な動きが失われ、肺に十分な空気を取り込むために努力をしなくてはいけないと感じてしまうのです。こうなると、もっと深く呼吸しなくてはと感じ、呼吸補助筋を酷使してしまいます。補助筋は主に胸部や頸部、肩の他、以下の箇所にも位置しています。

・最初の2本の肋骨を持ち上げる斜角筋
・胸骨を上げる胸鎖乳突筋
・胸郭を引き上げる僧帽筋
・鼻孔を広げる鼻翼

　補助筋を酷使すると、深呼吸と同じような悪影響が生じます。空気を吸い込み押し出すことで補助筋が酷使され、浅い呼吸が癖になるだけです。横隔膜が下がると胸郭が持ち上げられ、横隔膜が上がると体が引き下がる傾向にあるからです。これは奇異呼吸とも呼ばれ、自然な呼吸とは正反対で体にも有害なのです。
　チャプター2にあったように、空気を吸い込むと横隔膜が下がり、肺に空間が生まれ酸素で満たされます。息を吐くと横隔膜が上がり、ドーム型の形状になり肺から空気が絞り出されます。次のページのエクササイズ12で、あなたが異常な呼吸をしていないかどうかがわかります。

❶　息を吐くとき体全体を床の方向に落とします。
❷　息を吸うとき胸郭を天井の方向に上げます。

それがいつもどおりの呼吸だと感じたら、異常な呼吸をしているかもしれません。
このやり方だと、呼吸を促すのではなく呼吸を妨げていると感じることはできましたか？

❶　先ほどとは逆のことを行います。息を吐くとき、胸郭の上の方に向かって横隔膜をドーム状に膨らませるように意識します。息を吐くとき体が伸びるようなイメージです。
❷　逆に息を吸うときは横隔膜が下がり、胸郭のなかで平らにさせるように意識します。

エクササイズ12とエクササイズ13とで違いを感じることができましたか？　なるべく頻繁にエクササイズ13を行うことをお勧めします。これが呼吸を改善させるための重要なステップです。

Diaphragmatic breathing is the right way to breathe
【誤解6】腹式呼吸が正しい呼吸法である

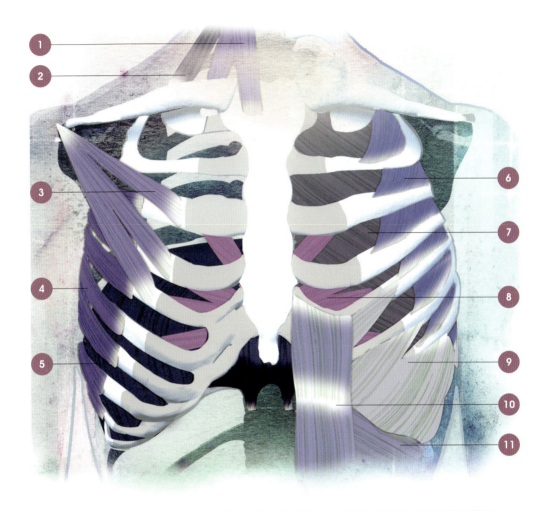

1. 胸鎖乳突筋
2. 斜角筋
3. 小胸筋
4. 前鋸筋
5. 横隔膜
6. 外肋間筋
7. 内肋間筋
8. 胸横筋
9. 外腹斜筋
10. 腹直筋
11. 内腹斜筋

世間では、一般的に「腹式呼吸で呼吸法を改善できる」と信じられているようです。しかし腹式呼吸の問題は、1つか2つの筋肉が分離してしまうことです。

　呼吸において主要な筋肉は横隔膜ですが、それが単体で動いているわけではありません。呼吸器系のすべての構成要素が調和し合うと、最も効率の良い呼吸が実現します。呼吸は横隔膜だけでも肺だけでも腹部だけでもなく、胴体の内部や周りの筋肉や呼吸器系の構成部位のすべてが関与しています。実際のところ、胸横筋と呼ばれる胸郭の内部や胸骨の下にある筋肉も関わっているのです。正しい呼吸には体全体の調和が必要とされるので、部位を分けて考えても意味がありません。

　赤ちゃんが寝ているときの呼吸を観察してみてください。赤ちゃんの体は、呼吸と共に全体的に動いていると気づくでしょう。

正しい呼吸には体全体の調和が必要です

Practising abdominal breathing improves overall breathing
【誤解7】腹部で呼吸する方法を練習すると全体的な呼吸が改善される

多くの人が、呼吸は主に腹部で行われていると勘違いしています。確かに腹部は動きますが、腹部に肺も横隔膜もありません。医療従事者やボイストレーナー、ヨガ指導者、フィットネストレーナーなど、多くの人が腹部を過度に緊張させて呼吸することを推奨しています。お腹の上に本を置き、それを上下させながら腹式呼吸を練習するように教えられます。「お腹からの呼吸」がより豊かで深い呼吸につながると誤解されているのです。これはまさに、悪い習慣の代わりにもっと悪い習慣を身につけてしまうことになります。

お腹を動かすことで呼吸するときの動きは増えますが、同時に他の部分の筋肉を過度に緊張させてしまいます。呼吸で腹筋を使いすぎると内部の器官に圧力がかかり、筋骨格系を緊張させ、傷つけることもあります。結果として起こる姿勢の問題は、健康にもさまざまな問題を引き起こします。

- 1分間床に横たわり、呼吸のたびにお腹を膨らませたりへこませたりしてみましょう。

体全体の緊張を感じることができますか?

When you breathe, there should be very little or no movement in the upper chest; most of the movement should be in the abdominal area

【誤解8】呼吸するときには、胸郭上部はあまり動かさない方がよい。代わりに腹部が動くべきである

　呼吸は生きることで、生きることは動くことです。すべての骨や筋肉が、呼吸の動きに合わせ自由に動かなくてはなりません。他の部位が動いているときに、ある特定の部位だけ動いていないのは、呼吸を妨げることになります。体の特定の部位を固定すると肺活量が減り、空気を吸ったり吐いたりする能力を低下させます。また、筋肉を緊張させ姿勢にも影響し、痛みを引き起こします。

　体のどの部分を使ってどう呼吸するかということより、無意識に呼吸できるようになることに重きを置くべきです。チャプター7には「気づき」のエクササイズとして無意識の呼吸の方法を紹介していますが、今はとにかく、どのように呼吸すべきか、どこに空気が入るべきか、何がどれくらい動くべきか、という発想は捨てましょう。あなたの体と潜在意識が、どんなときでもどのように呼吸すべきか把握しています。上半身は三次元の呼吸の容器であり、前後に同じくらい動くと考えてみましょう（実際には肋骨の後ろの方が、前より多くの肺組織があります）。肺は胴体の後ろの方に位置し、肩の方まで広がっています。呼吸するときは、胸郭全体が動く必要があります。肋骨と横隔膜を拡張させることで胸郭の内部の面積が増え、息を吸い込みます。だから、肺が膨らんだり縮まったりするのです。

　アレクサンダーは、自分の悪い習慣をなくすために、朗読のときの余計な動作をやめる必要があると気づきました。そうするには、朗読の間、体の一部分だけではなく、体全体に注意を払う必要があったのです。頚部や胸、肩の緊張を解くための新たなバランスを必要としました。新しいバランスの取り方により、脚全体にも変化が起こりました。体全体が統一されて機能するようになると、自然と問題は解消されたのです。

It's good to completely empty your lungs before you inhale again
【誤解９】肺を完全に空っぽにしてから吸った方がよい

　実際には肺を完全に空っぽにすることはできません。肺の形が崩れないように、いつもある程度の空気を残しておく必要があります。そのためには最低限、肺内の気圧が常に保たれている必要があります。

　肺には維持するべき形だけでなく、常に出入りする呼吸の流れも必要です。肺を完全に空っぽにしようとすると、体が後ろに引っ張られ、頭部や頚部、背中の連携が妨げられて悪影響を及ぼします。呼吸を改善させるには、体を緊張させずに呼吸が自然に終わるところまで空気を吐き出せばよいのです。余計な緊張を加えて、最後まで肺から空気を絞り出す必要はありません。次に吸い込む空気を妨げて自然な呼吸のリズムを損なう必要はないのです。

　自然な呼吸を改善させるための第一歩は、今まで学んできたことをまず忘れてみることです。良い呼吸は、あなたが考えているより単純だということを受け入れましょう。

「どのように呼吸すべきか」と考えるのをやめましょう

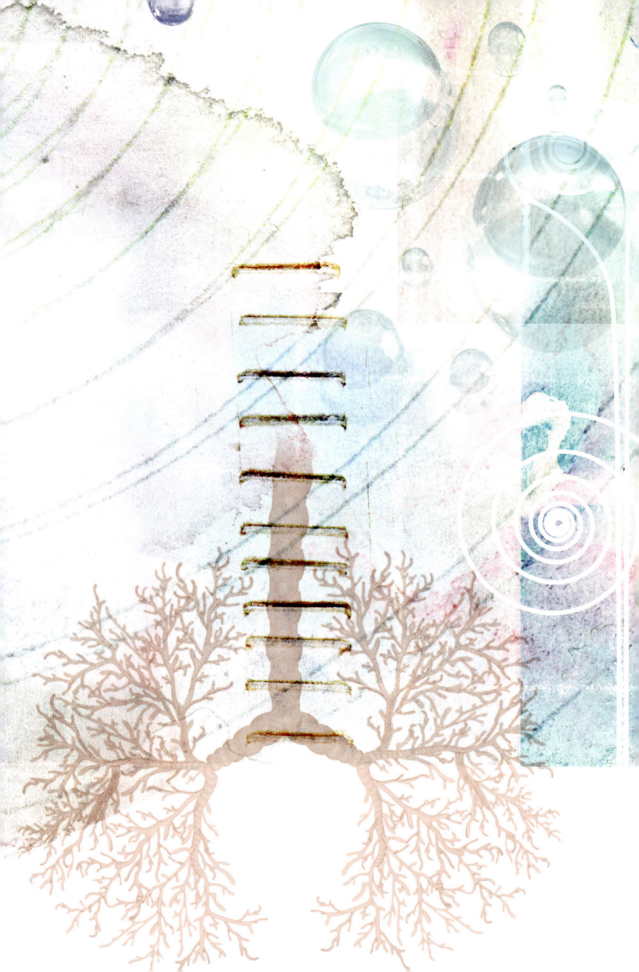

chapter five

Breathing Problems

呼吸の問題点

間違ったことをやめれば、自然と正しい道へと導かれる。

フレデリック・マサイアス・アレクサンダー

Breathing in the modern world

近代社会の呼吸

　呼吸器疾患は世界中で病気の主な原因を占めています。喘息だけでも2億3500万人の患者がおり、さらにその数は増え続けています。肺や呼吸の障害の原因は幅広く、埃や空気汚染、動物の毛のアレルギーなど、さまざまな要素によって引き起こされます。原因が何であれ、呼吸を改善すればある程度の症状は緩和されます。呼吸疾患のない人でも悪い姿勢で不自然な呼吸をしていると、将来的には呼吸に問題が生じる可能性があります。

　自然で、正しい呼吸をしている人は稀です。ほとんどの人が、ある場所から別の場所へと急いで動いたり、パソコンに向かってじっとしていながらも忙しく作業するという生活を送っています。「スピード時代」に生きるプレッシャーのせいで、間違った呼吸習慣を身につけてしまうのです。時間に追われると、正しい呼吸を忘れて浅く速い呼吸をしてしまいます。実際、考えていることや感じていること、行動といったあらゆるものが呼吸に影響します。恐怖を感じると呼吸回数と心拍数が上がり、驚いたり、物を拾ったりするときは、気づかないうちに呼吸を止めています。ほとんどの現代人が、それぞれの祖父母の世代よりも遥かに多くの刺激を日常的に受けており、その結果、呼吸に大きな影響が出ているのです。スマートフォン、タブレット、テレビ、メール、道路の渋滞、無茶な締め切りといった近代社会ならではの刺激が、間違いなく私たちの呼吸に大きな影響を及ぼしているのです。

　普段の姿勢や振る舞いも呼吸に影響を与えます。立ち方や座り方次第で、必要以上に筋肉に緊張が加わります。習慣的に長い時間、筋肉に余分な緊張が加われば、呼吸反射を妨げる好ましくない呼吸習慣を身につけてしまいます。10年間、学校の机に

> 人は時間に追われると、正しい呼吸を忘れ、
> 浅く速い呼吸をしてしまいます

| chapter five | ---- Breathing Problems

しがみついて前かがみで座り続けた結果、ほとんどの人が呼吸を悪化させ、今ではパソコンにしがみついているのです！

　姿勢が悪いと胸腔が小さくなって、肋骨と肺の動く空間が小さくなります。そうすると、必要な空気を取り込もうとしても、速く浅い小さな呼吸を強いられてしまいます。時間の経過と共にこの呼吸法が習慣化して、それが正常だと感じるようになってしまうのです。姿勢はとても重要な問題なのですが、これについてはチャプター10で詳しく説明しましょう。

　今日では多くの人が有害な呼吸法を行っていますが、ほとんどの人が自覚がありません。しかし、呼吸法を変えることで、将来起こり得る問題を回避することができます。

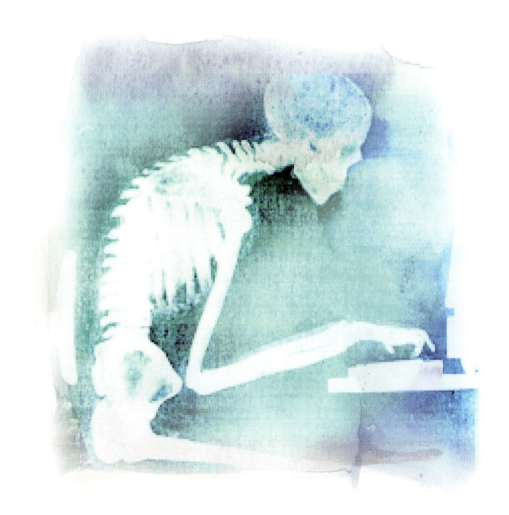

Respiratory disorders

呼吸器疾患

　多くの異なる肺疾患が存在し、なかには似たような症状のものもあります。しかし、症状の重症度と継続期間は疾患によってさまざまです。疾患には急性（短期間で比較的重症）と慢性（長年にわたり継続するもの）とがあります。喘息、肺気腫、気管支炎といった慢性の肺疾患は重症度が異なり、肺感染症が発症すると一瞬のうちに悪化する可能性があります。

　肺疾患の症状には個人差があり、軽度の症状しか現れない人もいれば、まったく症状がない人もいます。目に見える前兆がない場合は、身体検査やレントゲン、肺機能の検査によって病気が発見されることがあります。悪い呼吸の初期症状としては次のような症状が現れます。

○息を吸い込む回数があまりにも多い
○口や爪の周りに青みがかった変色が見られる
○息を吸ったり吐いたりすると余計な音がする
○呼吸のたびに首の付け根に向けて胸がへこむ
○息切れ
○咳
○発汗の増加
○喘鳴
○肋骨または胸骨の動きの欠如

　医療機関に行けば閉塞性肺疾患なのか拘束性肺疾患なのかを判別できます。

Obstructive lung disease
閉塞性肺疾患

　閉塞性肺疾患には、十分な量の空気を吐き出すことが困難な状態も含まれます。時間の経過と共に悪化する呼吸の「閉塞」を特徴とし、空気の流れが慢性的に悪くなり、自由な呼吸ができなくなります。この肺疾患は慢性閉塞性肺疾患（COPD）と呼ばれますが、chronic obstructivelung disease（COLD）や、chronic obstructive airway disease（COAD）とも呼ばれています。

　閉塞性肺疾患の患者は肺から十分な空気を出すことができないので息切れを生じます。肺の損傷や肺内部の気道の狭窄により空気の流れが妨げられ、その結果、吐き出される空気が必要以上にゆっくり出てきます。完全に息を吐いた時点で、まだたくさんの空気が残っているので、息を吸うのが難しくなるのです。閉塞性肺疾患の患者は、激しい運動をするときには特に呼吸がしにくくなります。次に息を吸う前に完全に空気を吐き出す時間が不足するからです。

　閉塞性肺疾患は、アメリカやヨーロッパではがんや心臓病に次いで３番目に多い死因です。この病気に対し、治療法はありますが完治させる方法はありません。

　閉塞性肺疾患の最も一般的な症状には以下のようなものがあります。

○喘息　　　　　　　　○気管支拡張症
○肺気腫　　　　　　　○嚢胞性線維症
○慢性気管支炎

●喘息【Asthma】

　喘息とは炎症性肺疾患で、息切れ、胸部の圧迫、喘鳴、咳が主な特徴です。咳は夜間や早朝に起こりやすいです。喘息は気道の狭窄に起因するため、閉塞性肺疾患の症状だと考えられており、喘息の発作が出るとさらに重症化します。喘息は慢性疾患なので完治しにくいものの、症状を抑えることはできますし、多くの場合、予防可能です。

　喘息発作を引き起こす環境条件には個人差があります。風邪やウイルス感染で気道内に炎症が起きると、喘息の症状が起きやすくなります。最も一般的な喘息の誘発要因は、ダニや埃、花粉、ペット、カビ、煙、化学洗浄剤、塗料といった環境汚染物質です。冷たい空気や汚染した空気と同様、甲殻類、加工食品、ワインといった特定の食品が症状を引き起こすこともあります。喘息は年齢を問わず発症する病気ですが、幼少期に始まる場合がほとんどです。アメリカの喘息患者は2500万人以上ですが、そのうち約700万人が子供です。喘息発作による救急外来の受診は、アメリカで毎年200万件を越えます。イギリスでも同じように毎日3人の割合で喘息による死亡者が出ています。イギリスでは110万人の子供と430万人の大人が喘息治療を受けています。

　喘息にはさまざまな症状があります。子供の場合、深刻な喘息発作を引き起こす主な原因は、風邪などの感染症です。特に寒い気候のなかでランニングやエクストリームスポーツなどの激しい運動をすると、気道周りの筋肉が締めつけられ、症状が悪化します。芝生や動物などアレルゲンに触れて喘鳴を起こす場合もあります。感情面や精神面でのストレスが原因となることもあります。

　病院では、緊急時の吸入薬からステロイドに至るまでたくさんの種類の薬を処方してもらえますが、病気を治すことはできず、症状が緩和されるだけです。喘息の症状が軽い場合は、自然に治ったり最小限の治療で完治する場合もあります。しかし、一般的に気道の炎症は常に起きているので、ちょっとしたことで症状が出てくるのです。

　患者の多くは喘息発作を恐れていて、発作によって「もしかして、死ぬのではないか……」と感じている人もいるほどです。その恐怖心が筋緊張を高め、事態を悪化させることにもなります。しかし、正しい投薬と環境を整えることで、その恐怖を抑えることができます。現在ではほとんどの場合、喘息発作は治療可能です。

発作の要因を避けることは重要ですが、肺機能を改善させるため、昼夜を問わず正しい呼吸習慣を身につけることも大切です。喘息はうまくコントロールできれば、投薬も大幅に減らすことができます。過去25年間、私は多くの喘息患者にアレクサンダー・テクニークを教えてきましたが、新たな呼吸法を学ぶことによって、全員が例外なく吸入薬を使う回数を大幅に減らしました。喘息の苦しみを軽減させられる呼吸法に関しては、「ウイスパード・アー」（p.97参照）を試してください。

● 肺気腫【Emphysema】

　肺内にある気嚢が損傷されると肺気腫になります。気嚢の伸縮性が失われると、空気が十分肺に入らなくなります。肺気腫の家族歴や幼少期の呼吸器疾患、喫煙、職場などで汚染物質に定期的に触れる習慣などは、すべて肺気腫のリスクを高める要因です。歴史的に肺気腫と診断されるのは男性がほとんどでしたが、最近では女性の患者も増えています。

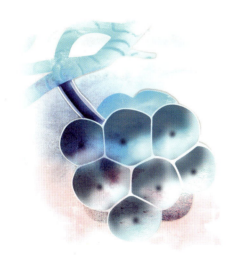 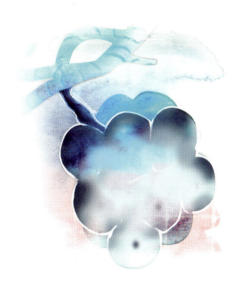

●慢性気管支炎【Chronic bronchitis】

　気管支炎は気管支の炎症であり、気道は肺に空気を運ぶ通路です。気管支炎により、咳や息切れ、喘鳴、胸の圧迫感が引き起こされるのです。気管支炎には急性と慢性があります。

　慢性気管支炎の場合、炎症を起こした気管支は大量の粘液を分泌します。これにより咳が起こり、肺のなかに空気が出入りしにくくなります。能動喫煙者、または受動喫煙者としてたばこの煙を吸い込むことが、慢性気管支炎の最も一般的な原因です。他にも長期間、煙霧や埃を吸い続けると慢性気管支炎の原因になることがあります。治療によって症状の改善にはなりますが、慢性気管支炎は長期間続く症状で何度も再発するので、完治することはほとんどありません。

●気管支拡張症【Bronchiectasis】

　気管支拡張症は、粘液を浄化する過程で気道の損傷を引き起こします。

　粘液は吸い込んだ埃や細菌、小さな粒子を取り除く役割を果たしますが、気管支拡張症患者の場合、気道が粘膜を浄化する能力は徐々に失われ、粘膜が蓄積して細菌が増殖するのです。これにより重度の肺感染が繰り返し起こり、結果的に気道にさらに大きな損傷をもたらします。時間が経つにつれ、空気が肺の内外を行き来しづらくなります。

●囊胞性線維症【Cystic fibrosis】

　囊胞性線維症は粘液を生産する腺の遺伝性疾患です。粘液は肺と鼻を覆う細胞によってつくられる物質です。通常、粘液はヌルヌルとした水分の多い物質で、肺の内側を湿らせておく役割を果たしています。粘膜のおかげで、乾燥や感染を防げます。しかし、囊胞性線維症患者の場合、粘液は粘膜になって粘りを帯びて肺に蓄積し、肺の内外への空気の流れを妨害してしまいます。気管支拡張症と同じく、粘液が蓄積されると細菌の増殖が進んで重度の肺感染を繰り返し、時間が経つと深刻な損傷を与えることもあります。

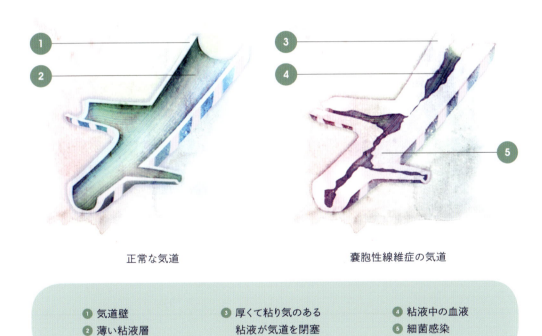

正常な気道　　　　　　　　囊胞性線維症の気道

❶ 気道壁
❷ 薄い粘液層
❸ 厚くて粘り気のある粘液が気道を閉塞
❹ 粘液中の血液
❺ 細菌感染

Smoking
喫煙

　喫煙は、世界中で予防可能な病気と死亡の主な原因となっています。閉塞性肺疾患の 80 〜 90％及び、肺がん死亡の 90％に対する直接的な原因であると考えられています。

　長年の喫煙によって肺機能はゆっくりと低下します。幼少期から喫煙を始める人や、ヘビースモーカーの人は、先ほど説明したような閉塞性肺疾患の病状を発症する傾向にあります。閉塞性肺疾患が悪化すると、呼吸が苦しくなって日々の作業がつらくなり、徐々に体の動きが鈍くなります。病気が進行すると衰弱するので、食べたり飲んだりするにも大変な労力を要するようになります。

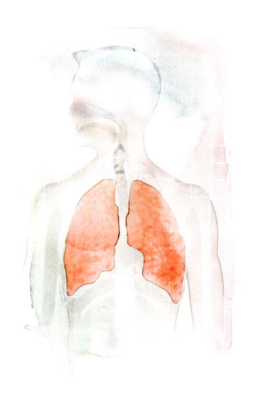
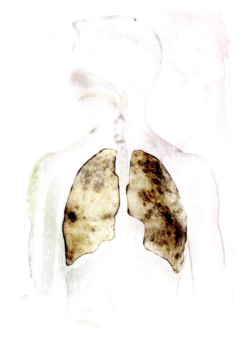

つまり、たばこを吸うと肺の伸縮性が失われるということです。たばこの煙やその他の環境毒素に晒されることが、閉塞性肺疾患の主な原因です。禁煙、もしくはたばこを控えるだけでも、呼吸器の状態は簡単に改善させることができます。同様に間接喫煙やその他の浮遊毒素を避けることも重要です。運動やきれいな空気環境や健康的な食生活も効果があります。

Restrictive lung diseases
拘束性肺疾患

拘束性肺疾患になると、肺いっぱいに空気を吸い込むことができなくなります。文字どおり、肺が体内からも体外からも完全に拡張できなくなるのです。多くの場合、拘束性肺疾患は肺そのものが硬くなることによって生じます。他には、肺の瘢痕化や胸壁の硬直、また、弱くなった筋肉や損傷した神経が肺の拡張を制限する場合もあります。脊柱側弯症や胸郭の内部、周辺の筋緊張といった姿勢に関連する病気でも、空気の吸い込みを制限する可能性があります。

●睡眠時無呼吸症【Sleep apnoea】

睡眠時無呼吸症は、睡眠時の呼吸が閉塞性や拘束性障害を呈している疾患です。寝ている間に呼吸が止まったり、浅い呼吸になったりします。呼吸停止の長さは数秒〜1分までとさまざまで、その後、呼吸が再開します。通常、睡眠時無呼吸は10秒程度続き、呼吸が再開すると息切れやいびきを伴うことがほとんどです。この症状は、夜間に何度も繰り返されることもあります。最初は単なるうるさいいびきでも、これが健康に重大な問題を引き起こすこともあります。アメリカでは成人の1800万人以上、イギリスでは約300万人が睡眠時無呼吸症にかかっています。

睡眠時無呼吸症は、通常慢性疾患で、睡眠パターンを崩してしまいます。呼吸が一時的に止まったり、浅い呼吸になったりすることで、深い眠りにつくことができず、睡眠の質は悪化し、日中は疲れやすく集中力を欠くので、その状態で運転をすると大変危険です。

睡眠時無呼吸症に対する標準治療はCPAP（経鼻的持続陽圧呼吸療法）です。CPAPではチューブを通して顔面マスクとつながった空気ポンプから、鼻孔と口を通

り、上気道に空気が押し出されます。多くの患者にとって、この装置は扱いにくいので、治療を断念してしまいます。

　他には、気道から余分な組織を除去するための外科的処置、そして気道を開いた状態に保つ口腔装置を使った治療法もあります。しかし、いずれの方法でも根本的な治療にはならないのです。姿勢と呼吸習慣の改善をまず試してみるべきです。

Pollution
汚染

　肺機能低下の要因となるのは遺伝と喫煙だけではありません。年齢を問わず、世界中どこにいても、生活や仕事の環境が大きな苦しみとなっているのです。

You can help yourself
自分で解決できる

　肺疾患のほとんどが進行性で、治癒しないまま放置すれば確実に悪化します。しかし本書のテクニックを実践すれば、喘息や慢性気管支炎、睡眠時無呼吸症、肺気腫などの症状が緩和されやすくなります。特定の呼吸障害があると診断された人は、姿勢と呼吸法を変えることで症状を改善させることができるかもしれません。生まれたときから呼吸の問題に悩まされてきたアレクサンダーが、自力で呼吸の問題を解決したという実話から、不必要な筋緊張を意識的に取り除くことで、今までとは違う有益な呼吸法を学ぶことができると言えるでしょう。

　どのような呼吸の問題であれ、本書で紹介されている気づきのエクササイズは効果的で効率的な呼吸につながり、将来起こり得る呼吸の問題を防ぐことになります。

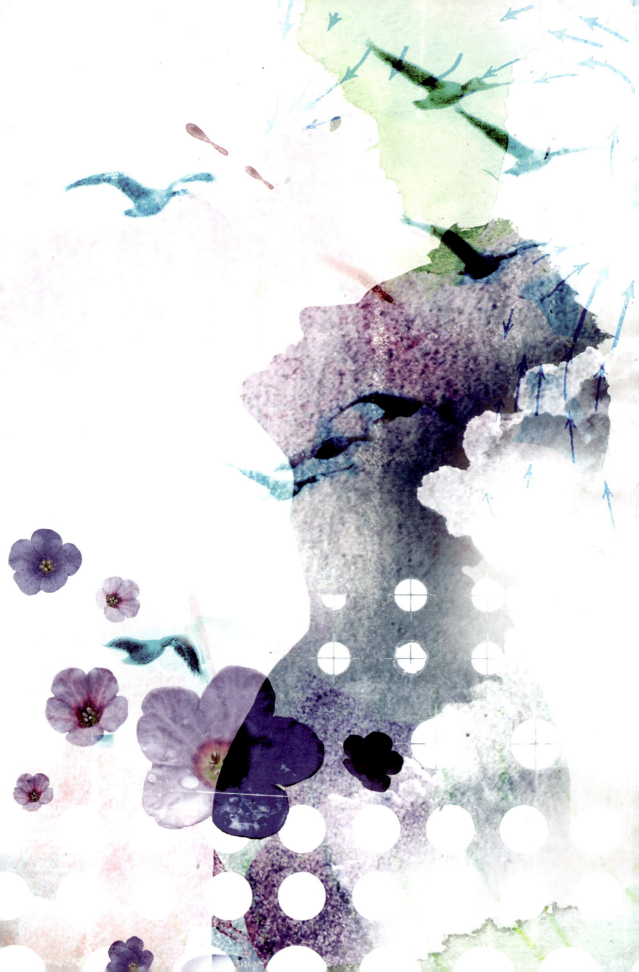

chapter six

Understanding the Principles of Natural Breathing

自然な呼吸の原理を理解する

呼吸とは生きることである。
呼吸の能力は人生の物差しである。

フレデリック・マサイアス・アレクサンダー

Alexander's principles
アレクサンダーの原理

　アレクサンダーは、自分自身への実験を通して、姿勢を改善することで呼吸の改善につながるというさまざまな原理を見出しました。アレクサンダーの原理を実践すると、呼吸法が劇的に変わり、姿勢と健康が改善します。この原理についてひとつずつ掘り下げていけば、呼吸の調和にもつながります。自然な呼吸の原理とは下記です。

- ○インヒビション
- ○ディレクション
- ○体、心、感情の統一（心身統一体）
- ○誤りやすい感覚的評価
- ○プライマリー・コントロール
- ○習慣の強制力

●インヒビション【Inhibition】

　インヒビション（抑制）はアレクサンダー・テクニークの基本原理のひとつで、自動的な反応や習慣に同意する「意思の働き」とは正反対です。インヒビションという言葉は、ジークムント・フロイトが精神分析に関する著書で用いて以来、行動や感情を自ら抑圧することを表現するために、一般的に用いられてきました。しかしこれはアレクサンダーが用いる意味とは異なります。感情を抑圧するのではなく、可能な限りベストな状態で呼吸することを含め、「どうやって行動に移すかを考えるために、いったん間を置くこと」がインヒビションなのです。

　アレクサンダーは理想的な呼吸法を習得することについて、まずはもともとの呼吸習慣を抑制（または防止）することが必要だと気づきました。多くの人は、急いで息を吸って胸部と胸郭の周りの筋肉を締めつけてしまうのです。息を吸う前にいったん間を置くことで、不要でかつ有害な緊張を解放する時間ができ、最も効率的で適切な

呼吸が可能となります。アレクサンダーは、有害な習慣を避けることができれば呼吸は自然と改善すると確信していました。

> **Exercise 15**
>
> ❶ 快適な場所に座ります。または横たわります。
> ❷ 呼吸するたびに、鼻を通って空気が出入りし、肺に空気が入っていくのをしばらく意識します。
> ❸ 5〜6回呼吸した後、息を吐き、1〜2秒ほど間をあけます。
>
> 次の息を吸うとき、あなたは穏やかで楽に呼吸ができるのを感じるはずです。
> 本当に穏やかな呼吸ができるようになるには、このエクササイズを何度か行う必要があるかもしれません。

●ディレクション【Directions】

　アレクサンダーは、頭を後ろに引っ張る癖を治そうとする過程で、最終的に「今までにしてきたことは事態を悪化させるだけであり、その悪い癖を治すには、頭を前方や上方に動かすように意識するだけだったんだ」と気づきます。これは呼吸にも言えることです。呼吸を変えるために何かしようとすれば、自然な呼吸のメカニズムをさらに妨げることになります。

　アレクサンダーは、強い癖や間違った使い方をしている体の部位に向かって、言葉による指示や視覚的な指示を考えて与える「ディレクション」という方法を考案しました。例えば、呼吸するときに胸郭があまり動かない人は、「息を吸い込めば胸郭が

3次元的に拡張する」とイメージするのです。

　こういった「ディレクション」を自分の体に与えることは重要なプロセスであると認識するのは大切です。正しく遂行できる方法を学ぶために、アレクサンダー・テクニークのレッスンを受講するのもよいでしょう。目標となる上質な筋緊張を経験せずにディレクションを与えることは難しいですが、指導資格を持った教師に教えてもらえることができるでしょう。次のチャプター7では、呼吸改善に役立つ、より具体的なディレクションを紹介しています。

❶　快適な場所に座るか横たわります。

❷　1分間、いつもどおり呼吸します。
　そして次の1分間は、息を吸うときに胸腔があちこちに広がり、息を吐くときには縮まるのを想像しながら呼吸します。

このエクササイズは、ディレクションについて考えるだけです。「何かしよう」と意図的にしないよう注意してください。このエクササイズによって胸部の領域により多くの空間がつくり出され、それによって自然で整った呼吸がしやすくなります。

●体、心、感情の統一（心身統一体）【Psycho-physical unity】

　自然に整った呼吸の調整に必要な第３の原則とは、呼吸器系が１つにまとまって動きながら、他の機能から完全に独立して呼吸器系が存在しているということです。筋肉系は良くも悪くも呼吸に影響を与えます。呼吸器系全体のバランスを考慮せずに、呼吸筋の１つを動かすことはよくありません。

　呼吸について考えるときは、すべての物理的なメカニズムとの調和を考慮することはもちろん、自分の思考や感覚とも調和させておくべきです。言い換えれば、心も感情も体もすべて同じ個体の一部であり、互いに調和し反応し合っているのです。例えば、何か驚くようなものを目の前にすれば恐怖を感じ、息が止まります。楽しい経験をすれば、思考は平和になり、感情は穏やかになり、すぐに呼吸がしやすくなります。つまり、呼吸は本質的に、行動や思考や感情といった、あらゆるものとつながっているのです。

❶　約5分間、ベッドに横たわり呼吸に注目します。
❷　呼吸により体の動きがどこで何ヵ所感じられるか観察します。

胸や肋骨、腹部に動きを感じますか？
肩や腕、脚にわずかな動きを感じますか？

　呼吸を意識するほど、心と感情が穏やかになると感じるかもしれません。

●誤りやすい感覚評価【Faulty sensory awareness】

　誤りやすい感覚評価は、調和がとれていない呼吸の主な原因のひとつです。チャプター４でも触れましたが、多くの人が肺のことを実物より小さくイメージしていて、位置の把握も不確かです。必要な変化を加え、呼吸法を改善させるためには、あえて感覚的に違うと感じることを実践する必要があります。

　アレクサンダーはこう言いました。

> 「正しいと思うことをするのは一番最後にすべきです。なぜなら、行うべき正しいことは最後に残っているものだからです。誰もが正しいものを求めます。ただ、その正しいと思う考え自体がそもそも正しいのだろうかとなかなか立ち止まって考えません。もしその人の感覚が間違っていたら、間違っていることも正しいと、正しいことであっても間違っていると感じてしまうのです」

　つまり、問題はとても複雑なのです。正しいと感じる方法で呼吸してしまうのが人間の性です。違和感を感じるようなやり方で呼吸するなんて夢にも思わないでしょうが、習慣化された呼吸パターンを矯正するには、そうするしかないのです。アレクサンダーは生徒に「違和感のあることをしてみなさい」と教えました。わずかでも正しい行動に導かれる可能性があるからです。筋緊張を増やしたり、すでに抱えている問題を悪化させたりしないためにも、可能であればアレクサンダー・テクニークのレッスンを受講するとよいでしょう。アレクサンダー・テクニークの教師は、客観的なオブザーバーとしての高度な訓練を受けているので、何かを正そうとするときに起こり得る余計な緊張を、簡単に見つけ出すことができます。

| chapter six | ---- Understanding the Principles of Natural Breathing

●プライマリー・コントロール【Primary Control】

　プライマリー・コントロールとは、「頭」と「首」と「それ以外の体」の動的な関係性のことです。長年の研究の結果、アレクサンダーは頭とその他の体の部位が体のメカニズム全体と影響し合い、ひいては体の機能にも影響があることを発見しました。プライマリー・コントロールは、頭や首、背中の筋肉の影響を受けているので、プライマリー・コントロールを妨げずにうまく機能させるには、頭や首、背中の筋肉が、お互いに自由な関係でなくてはなりません。プライマリー・コントロールの総合的な狙いは、体のまとめ役としての働きと、筋肉と体のメカニズムすべてを制御するということです。この狙いが果たされると、複雑な人体は比較的コントロールしやすくなります。重要なのは、体の位置ではなく、頭が体と自由な関係にあるということです。

　頭が過度な筋緊張によって後ろに引っ張られて下がっていると、プライマリー・コントロールは働きません。そうなると、他の筋肉や反射神経の妨げになって体全体に影響し、調和やバランスが崩れて呼吸にも影響を与えかねません。例えば、無意識に首を後ろに引っ張るという癖は、多くの人に見られますが、脊椎が縮まって胸郭が圧迫され、そのせいで呼吸器系全体に支障をきたし、より浅くて速い呼吸へと導かれてしまうのです。

違和感のあることをするのが必要な場合もあります

● 習慣の強制力【Force of habit】

　アレクサンダーは、日常生活で行う行動に無意識な習慣がたくさんあると気づきました。自分の動きに常に意識を向け続けるのは無理な話です。無意識な習慣の多くは、無害なもので、効率的な体の動きを促進します。しかし、健康を害するような習慣もあり、そのような習慣を認識して予防する必要があります。

　浅くて速い呼吸が健康に悪いのは周知の事実ですが、呼吸を妨げる姿勢の問題を抱える人もたくさんいます。その悪い習慣は全部あげているときりがありませんが、最も一般的なものは下記のような習慣です。

> ○ 首の筋肉が固くなっている
> ○ 膝を後ろに突っ張らせる
> ○ 背中をアーチ状にそらせる
> ○ 床をつま先でつかむような立ち方
> ○ 腰を前に押し出し体を後ろにそらせる
> ○ 肩を緊張させる
> ○ 頭を後ろに引っ張る
> ○ 胸郭をこわばらせる

　多くの人にこういった習慣があり、改善するには、まずその悪い習慣を認識しなくてはいけません。気づかないことには、習慣を変えられません。ずっと野放しだった呼吸の習慣が及ぼす影響を認識することが重要です。

　習慣とは、まとまりのない複数の行動ではありません。そういった行動が相互に作用し合って、体の動かし方に反映されます。自然な呼吸をするためには、間接的または直接的に呼吸に影響を与える習慣を認識し、その習慣を防がなくてはなりません。次のエクササイズでは、自分の呼吸の習慣を認識することができます。このエクササイズは座っていても、立っていても、横たわっていてもできます。

できれば、3つの体勢でやってみて、比べるとよいでしょう。最初は立った姿勢でやってみましょう。

- 呼吸するときの肋骨や腹部、胸の上部の動きを確認します。それぞれの部位で違いはありますか？
- 動きが一番少ないところはどこか確認します。

同じことを座ったり、横たわったりしてやってみましょう。
それぞれで呼吸の動きに変化はありますか？

無理のない呼吸のときには、肋骨や腹部、胸の上部、すべてが同時に動いているはずです。どこか1ヵ所のみ他よりも動きが少ない部位があった場合は、その部位が無意識に緊張していて、自然な呼吸を妨げているのです。

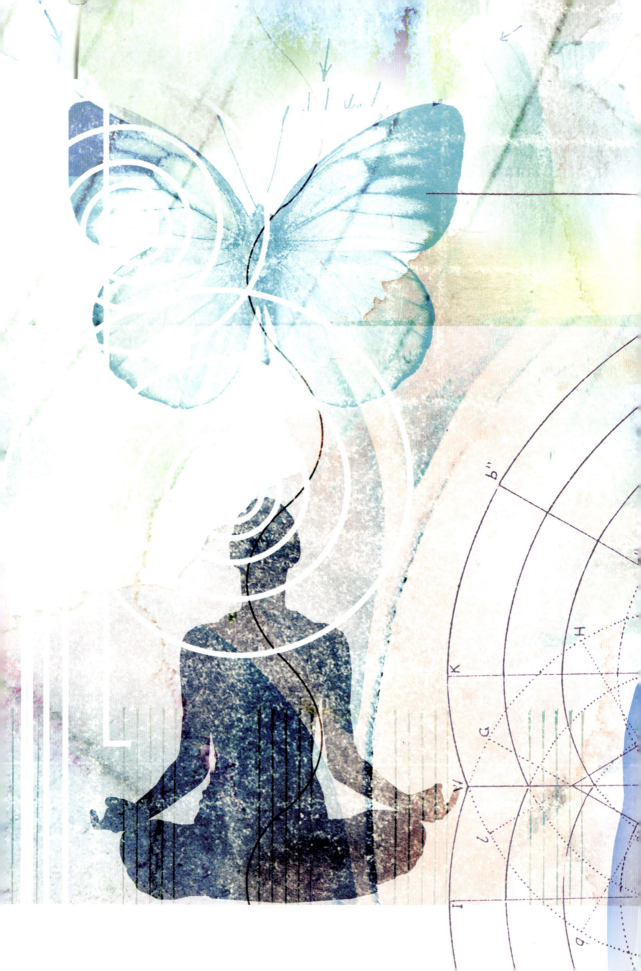

chapter seven

First Steps to Improve Breathing

呼吸を改善するための最初のステップ

呼吸は体と思考とを結びつける橋の役目を果たし、意識は体と心を結びつける。
意識が散漫になったら呼吸を使って心をひとつにする。

ティク・ナット・ハン

Muscle tension

筋緊張

　筋緊張を解放して姿勢を改善させることが、悪い呼吸への自然な解毒剤となります。無意識のうちに起きる不必要な筋緊張は、調和のとれた呼吸だけでなく体の健康をも奪うのです。自然な呼吸法を取り戻す第一歩は、できるだけ多くの筋緊張を見つけ出して解放させることです。

　過度な筋緊張は長年にわたりゆっくり蓄積されて、実際に背中や肩、首に痛みを感じたり、鏡のなかの自分の姿を見て姿勢が悪いと気づいたりするまで、ほとんど認識されないのです。

Semi-supine procedure
セミスーパインの手順

　次のエクササイズ19（p.91〜93参照）を行えば、普段は気がつきにくい問題を認識し、非効率的で有害な呼吸パターンの根本原因として無意識に起こる筋緊張を解放させやすくなります。このエクササイズは15分程度の時間が必要です。

　変化を持続させるには時間がかかるので、忍耐力が必要です。このエクササイズを行うたびに、経験したことを書き出しておくとよいでしょう。不快感があった場合はただちに中断して1〜2時間後に再開するようにしてください。エクササイズ20に進む前に、まずはエクササイズ19のセミスーパイン＊を毎日行うことを、1週間続けてください。

＊［訳者注］「セミスーパイン」：仰向けに寝て、膝を立てて行うアレクサンダー・テクニークのエクササイズ。エクササイズ19を参照

> 自然な呼吸法を取り戻す第一歩は、
> できるだけ多くの筋緊張を見つけ出して解放させることです

セミスーパイン

「準備」

このエクササイズでは、数冊の本の上に頭をのせる形で仰向けになります。そのとき頭が前に押し出されたり、反り返ったりしないよう注意しましょう。何冊の本が必要かというのは人によって違いますし、日によって違うこともあります。アレクサンダー・テクニークのレッスンを受講している人は教師に聞いてもよいですが、次のインストラクションに従ってください。

❶ まず、平坦な壁に、背中をつける形で立ちます。お尻と肩甲骨が壁に軽く触れている状態です。体に余計な緊張をかけて無理に真っすぐ立とうとしたり、顎をあげて頭を後ろに引っ張ったりはしないように注意します。

❷ 友人や家族に、壁から後頭部までの距離を測ってもらいます。

❸ この距離に2.5cm加えます。その数値があなたに適した本の高さです。

頭の下に置く本の数については、少なすぎるよりも、多すぎるくらいの方がよいです。ただ、呼吸や唾液の飲み込みに制限がかからない程度にしましょう。本が硬すぎると感じたら、タオルや薄いクッションを本の上にのせてください。頭の下に本を置く理由は、頭を支えることと、頭を後ろ（背中の方向）に引っ張る習慣を避けるためです。ただし、そこで横になっているときは、本の上で頭を後ろに引っ張る余地がまだあることに注意してください。鼻を胸に近づけるようにするとよいでしょう。

NEXT page ▶ ▶ ▶

体の位置を正す

体の位置を正すため次のステップを行ってください。

❶ 本の上に頭をのせる形で仰向けで横になります（「準備」の項目を参照）。背中と床はできるだけ多く接するようにしますが、無理に平坦な状態にする必要ありません。

❷ 膝を曲げて、足は不快感がない程度に骨盤の方に近づけるようにしていきます。足裏と床ができるだけ広く接する状態にします。膝頭を天井に向けます（下記のインストラクションを見てください）。

❸ 手のひらを下に向けて体側に手を置き、手のひらは床に接するようにします。両肩同士を離すように意識します。そうすることで、背中と床の接する面が広くなります。

❹ 体が地面に支えられていて、四方八方に広がっていくようにイメージします。

足が内側に向いていたり外側に向いていたりする人もいるでしょう。その場合は、下記のインストラクションに従ってください。これで、脚の筋緊張を最小限にできます。

【インストラクション】

・もし両足の向きが内側を向いている場合は、足が離れ過ぎているため、互いを少し近づけます。

・もし両足の向きが外側を向いている場合は、足が近づき過ぎているため、互いをより離します。

NEXT page ▶ ▶ ▶

chapter seven — First Steps to Improve Breathing

準備が整ったら

最初は、5分ほど横になり、そして毎日1〜2分ずつ増やして20分を上限とするとよいでしょう。最終的に1日20分できるよう目指してください。横になっているとき、体が緊張し続けている状態に気づくようにしましょう。そして、もし緊張に気づいたら解放します。次のような問いかけをしながら試してみましょう。

- 左側と右側、左右の感覚に違いはありませんか？
- 背中全体で他の部分より床に多く接しているところはありませんか？
- 背中全体で他の部分より床から離れているところはありませんか？
- 頭の下に置いた本の圧力を感じますか？
- 脚や腕の筋緊張はありませんか？

呼吸を妨げる緊張を取り除くには、次のディレクションを自分に出しましょう。

- 首が自由です（頭・首の継ぎ目は耳と耳の中間点である、脊柱のてっぺんに位置しています）。
- 頭が脊柱から離れていくようにイメージします。
- 床の上で、背中が長く広くなります。
- 両肩は互いに離れる方向に広くなる、または頭から離れるようにイメージします。
- 肋骨がいつもより動いています。

What next ?

その次は？

1週間に渡り毎日エクササイズ19を行ってきました。次のエクササイズでは吐き出す息を拡大させて、直接呼吸を改善させる仕組みになっています。

❶ 床かベッドにセミスーパインの体勢で横たわります（エクササイズ19を参照）。

❷ ひとつ前の呼吸より少し長めに吐きます。

❸ 体が緊張しないように注意しながら何回か繰り返します。何かをしようとするのではなく、ただ少し長めに息を吐き出すという感覚です。

❹ 多くの空気を吐き出すほど、肺に広い空間が生まれ、何もしなくても次に吸う息が自然と深くなります。

❺ これを10回繰り返します。慣れてきたら日常の行動をしながら何度行っても構いません。やればやるほど呼吸は深く穏やかになります。

このエクササイズに慣れてきたら、日常生活のなかで何度行っても構いません。やればやるほど呼吸は深く、穏やかになるでしょう。

| *chapter seven* | ---- First Steps to Improve Breathing

Improving air circulation

空気循環の改善

　エクササイズ 20 をマスターしたと感じたら、下記の息を吐き出すエクササイズに移りましょう。

エクササイズ19にあるとおり自己観察を数分行った後、息を吐き出す簡単なエクササイズを行ってみましょう。

❶ 静かに息を吐き出します。シャボン玉を吹くのと同じ要領です。強く吐いたり、速く吐かないよう注意しましょう。筋緊張を引き起こし、呼吸に影響を及ぼします。

❷ できるだけ長く息を吐き出します。力を入れすぎたり、息が切れたりする手前で止めましょう。次に息を吸うときに、息切れをしてしまいます。

❸ 息を吐き出したとき、すぐに息を吸わないようにします。自然に空気が戻るのを待ちますが、息を止めたり自然な呼吸反射を妨げたりしないよう注意しましょう。鼻で息を吸うようにします。

❹ この動作を6〜7回繰り返します。

このエクササイズを行うことで、呼吸がより長く、より深く、より簡単になると実感するでしょう。息を優しく吐き出すことで、通常よりも多くの二酸化炭素が肺から出て、肺には自然な空間ができるので、息の吸い込みが自然に起こります。エクササイズ20と同じように、何かしようとする必要はありませんが、劇的に肺のなかの空気の循環が改善されます。

　次のエクササイズは「ソー・ハム（So Hum）」呼吸エクササイズと呼ばれるものです。「ソー」は息を吸うときの音、「ハム」は息を吐くときの音です。これはアレクサンダー・テクニークの手法ではなく、ヨガで行われる瞑想ですが、個人的に呼吸の改善に有効だと思うので紹介しておきます。

ソー・ハム

❶ 心地よく座れる場所を探します。クッションの上でもイスでも壁に沿って座っても結構です。手のひらを下向きにして、太ももの上に置きます。

❷ 潮の流れのような呼吸のリズムに意識を向けます。海の波が浜辺に寄せたり引いたりするのを想像しながら、吸ったり吐いたりするときの上がり下がりを感じます。

❸ 呼吸と寄り添えたら、呼吸に合わせて「ソー・ハム（So Hum）」と音を出します。息を吸うときには静かに「ソーーー（Sooooo）」と言い、吐くときに「ハムーーー（Hummmm）」と言います。気持ちよいと感じる範囲内で「ハム」を長めに行います。

このエクササイズは好きなだけ行ってかまいません。
心と感情を落ち着かせるのにとても有効だと多くの人が感じています。

The Whispered Ah
ウイスパード・アー（ささやきの「アー」）

　次のエクササイズは、アレクサンダー自身が、生徒に自然な呼吸を取り戻してもらえるように開発したものです。アレクサンダーは、「エクササイズが習慣化すると自分で考えられなくなるから、エクササイズを導入したくない」と主張していました。しかし、次の手順は例外です。呼吸を改善する方法を学びながらも、成果重視になりすぎないインヒビションのエクササイズであると、アレクサンダーは話していました。そのエクササイズが「ウイスパード・アー（ささやきの「アー」）」です。立っていても座っていても横になっても練習できます。

Exercise 23

ウイスパード・アー（ささやきの「アー」）

それぞれのインストラクションは、数分をかけてゆっくり行ってください。心地良いと感じることができたら次に進むようにします。最後まで行うには時間がかかるかもしれません。

❶ 頭を背骨から離して前方や上方に動かし、首の関節が自由になるようにしてみましょう。これにより背骨が長くなり、肋骨が自由になって可動域が広くなります。

❷ 自分の舌がどこにあるのかに注意を向け、舌先が軽く前歯に触れている状態で、舌を口腔内の底に軽くのせておくようにします。これによって、空気を肺に送ったり、肺から出てくる空気の通りをよくしておくことができます。

❸ 唇や顔の筋を緊張させていないことを確認してください。緊張させないようにするためには、笑顔になれるようなことを思い出すと

NEXT page ▶ ▶ ▶

❹ 優しく、無理強いすることなく、「下顎が下がる」ようにして、口を開けていきます。重力の力に任せるようにしていけば、口を開けていく過程で頭を後ろに傾けずに済むでしょう。

❺ ささやく感じで「アー」と発声します（「ラフター」や「ファザー」と発声するのと同じ要領です。実際には「ハー」という音として聞こえます）。呼気の自然な終わりを感じるまで発声します。無理に空気を速く出そうとしたり、「アー」の音をできるだけ長引かせようとして、肺の空気をすべて出そうとしたりするのはやめましょう。

❻ 優しく口を閉じていき、鼻から「空気が勝手に入ってくる」ように息を吸います。

❼ 「アー」と発声しているときに、緊張している部位がないか注意しましょう。

❽ この手順を数回繰り返します。

すべての呼吸エクササイズのなかでも、これは言わば「ロールスロイス（最高級品）」です。たった数分で呼吸が深く穏やかになります。結果的に体内には多くの酸素が取り込まれ、大量の二酸化炭素が排出されます。肺のなかに流れる空気の循環を大幅に改善することになるのです。「ウイスパード・アー」を毎日行うことで呼吸が劇的に変化し、喘息を持つ人にも大きな効果をもたらすこともあります。どれほど効果的なのかは、エクササイズ24を実践してみればわかります。

MEMO：呼吸のメカニズムは反射的に働いているものであり、「自動的に行われるもの」と理解することが重要です。呼吸を改善しようと何かをすれば、呼吸は妨げられます。むしろ、決まったやり方から抜け出して、自然に任せることが必要なのです。

| chapter seven | ---- First Steps to Improve Breathing

> **Exercise 24**
>
> ❶ 友達や家族にお願いして、胸郭か腹部に手を当ててもらい、1分間の呼気の回数を数えてもらいましょう。
> ❷ いつもどおりに呼吸して、呼吸に集中しないようにします。頭のなかでは全然関係ないことを考えてください。
> ❸ 1分経ったら呼気の回数を書き出します。
> ❹ ❶〜❸の同じことを繰り返しますが、今回はささやく感じで「アー」と言いながら吐きます（エクササイズ23参照）。その方法で1分間の呼気の回数を調べてみましょう。

　きっと、この結果に驚くことでしょう。
　はじめは1分間の呼気の回数が16〜17回以上だったのにこのエクササイズを行った後、5〜6回に減ったという人も大勢いました。
「ウイスパード・アー」を定期的に行うことで、有害な呼吸の習慣に気づくことができ、最終的にはより効果的な自分自身の呼吸を開発できるようになるでしょう。このエクササイズについては、間違った解釈をしてしまいがちなので、アレクサンダー・テクニークのレッスンを受講しているなら、教師に見てもらいながらこのエクササイズをやってみるとよいです。
　私たちはアレクサンダーの言う、「誤りやすい感覚評価」と呼ばれる現象に左右されてしまうことが多いので（p.84参照）完璧に手順を踏んでいるようでも、全く違うことをしてしまう可能性もあるからです。例えば、エクササイズ23のステップ4の手順を行う過程で、顎を落とさずに頭を後ろに引っ張ってしまうのはよくあることです（上唇と下唇の間隔がわずか2cm以下しか開いていなくても口を大きく開けていると感じる人さえいます）。お願いできるアレクサンダー・テクニークの教師がいない場合は、「ウイスパード・アー」を鏡の前でやってみると正しくインストラクションできているかどうか確認できるでしょう。

CASE STUDY
ミカエラの場合

　ミカエラは、これまでの人生で呼吸の浅さや胸郭周りの筋肉の疲れを感じてきました。若干の不安を抱えることも多くありました。それが理由ではなかったのですが、アレクサンダー・テクニークのレッスンの受講を開始しました。29歳のとき、ミカエラは激しい腰の痛みに悩まされるようになり、「歩いたり走ったりすると脚が変形している、不格好に見える」と人から言われ、自分でも意識するようになりました。当時、ミカエラはハンブルク大学の学生として経済学や社会学を学んでいましたが、腰の痛みが勉強に支障をきたすようになりました。

　アレクサンダー・テクニークのレッスン初日から、ミカエラの腰の痛みは緩和され、レッスンのたびに痛みはどんどん和らぎ、最終的には痛みが完全になくなりました。痛みの改善と同時に全体的な姿勢が良くなり、動きもより軽く自由になりました。アレクサンダー・テクニークによって人生が大きく変化したことに感銘を受け、大学を卒業した彼女は、アレクサンダー・テクニークの教師になることを決意します。

　そのすぐ後にミカエラの夫がロサンゼルスでアニメーターの仕事に就いたので、彼女はロサンゼルスのアレクサンダー・トレーニング・インスティチュートで学ぶ機会を得ることができました。彼女はトレーニングをとても楽しみ、2年目にはニューヨークから来た教師のクラスを1週間受講します。この教師は呼吸の再教育を専門としており、ミカエラは横隔膜をはじめとする、呼吸に関わる筋肉が解放されていくのを実感できました。ミカエラは、自分の呼吸を観察するように教わりました。まずは仰向けに横たわってセミスーパインの体勢で呼吸を観察し、それから座ったり立ったり歩いたり話したりといった活動時の呼吸を観察しました。1週間のうちに、胸郭が柔軟になり、肋骨の可動域も増えて、意識的に呼吸も深くできるようになったことに彼女は気づきました。このような呼吸法は、ミカエラがずっとできなかったことで、呼吸

がとても自由になったと感じました。

　ミカエラは胸郭周りが広がったという特別な感覚を得て、自分自身が呼吸という内的な動きと密接につながっていることを実感しました。彼女は、若い頃行ってきた不健康な呼吸パターンを認識し、呼吸するときに根深い筋緊張を数多く抱えてきたことに気がついたのです。

　ミカエラは胸の上部や、肋骨の間、腹部、さらに骨盤底筋の緊張を解く方法を学びました。次第に、クリアに物事を考えることができるようになり、結果として穏やかでリラックスできるようになりました。翌週末、ロサンゼルス周辺の丘を歩いたとき、ミカエラは違いを感じました。彼女はその経験を振り返ります。

「私は山に住むヤギのごとく自由に丘を上がっていました。体はとても軽く感じたし、動きも楽でした。多くの酸素を吸い込むことができるので、その分多くのエネルギーを得ることができたのです」

　この経験から、ミカエラは呼吸に注意を払うようになりました。彼女は今までより、呼吸とつながっていることを実感し、20年近く経つ今でも常に呼吸が自由になっていくのを感じています。呼吸と向き合ったことで、彼女は自信がついて落ち着いた生活ができるようになったと実感したのです。好きなことにもっとエネルギーを注げるようになり、友達からは前よりも輝いていると言われるようになりました。これは肋骨と腹部に自由な空間ができたことや、その結果として体中に多くの酸素が流れるようになったこともあるでしょう。

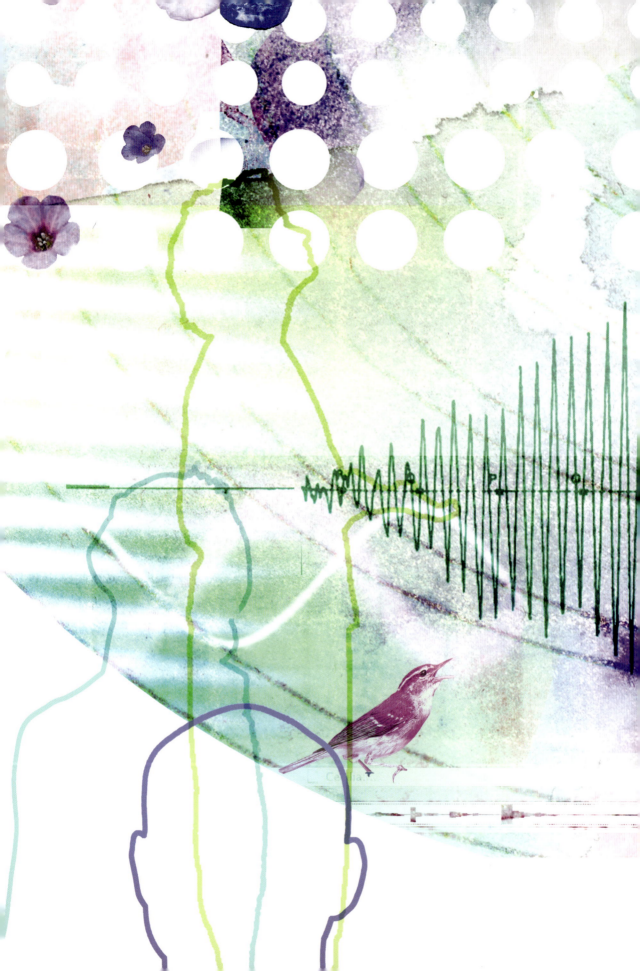

chapter eight

The Voice and Breathing

声と呼吸

人間の声は最も美しい楽器だが最も演奏が難しい。

リヒャルト・シュトラウス

Finding our voice

声を探す

　人間の声の仕組みは本当に素晴らしく、収縮性と適応力と表現力に富んだ繊細なつくりです。1つの文章を読み上げるだけでも、喉や顔の筋肉をたくさん使います。1つの単語を話すには、顎と舌と唇がすべて完璧に調和し合って動く必要があるのです。その筋肉1つをとってみても何百、何千もの筋原線維で構成されています。単語一つひとつにそれぞれ独自の筋肉の動きのパターンがあって、その単語を話すのに必要な情報は脳の感覚野に収納されています。

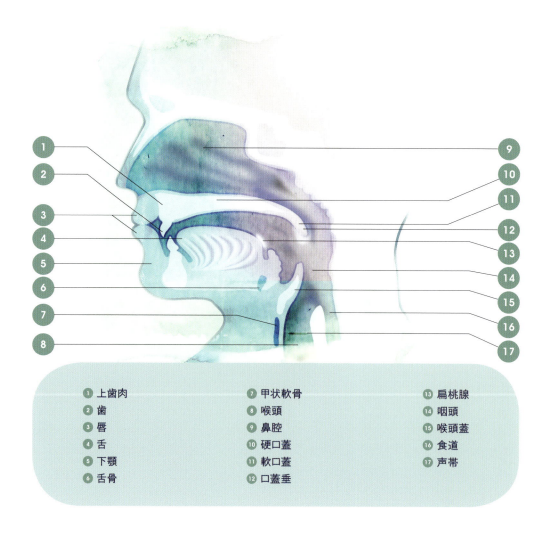

1. 上歯肉
2. 歯
3. 唇
4. 舌
5. 下顎
6. 舌骨
7. 甲状軟骨
8. 喉頭
9. 鼻腔
10. 硬口蓋
11. 軟口蓋
12. 口蓋垂
13. 扁桃腺
14. 咽頭
15. 喉頭蓋
16. 食道
17. 声帯

| chapter eight | ---- The Voice and Breathing

　声のトーンで、考えていることや感じていること、感情の状態が相手に伝わります。例えば、「今日は忙しい？」というフレーズも、どう言うかによっていろんな意味合いになるのです。喜んでいるのか悲しいのか、怒っているのか落ち着いているのか、退屈しているのか楽しんでいるのか、怖いのかリラックスしているのかなど、声のトーンによってわかります。また、話すときの表現方法によって、文章の意味は簡単に変わります。女優、詩人、歌手としてアメリカで活躍するマヤ・アンジェロウが言った「紙に書かれている言葉には、それ以上の意味がある。人が声に出すことで深い意味合いが生まれる」という言葉に、このことが要約されています。

　話す速さやトーンや力強さによって、私たちの性格、気性、気質までもわかります。話し方によって人柄がつくられ、またその逆もあるのです。

　日常のコミュニケーションにおいて私たちは声に頼っています。歌ったり朗読したり演説しなくとも、きちんとしたコミュニケーションには健康な声が不可欠です。しかし、日々何も考えずにたくさんの行動をとるのと同じように、ほとんどの人が声のことを考えたり、どういう仕組みで声が出るのかを考察することなく、話したり歌ったりしています。声の仕組みやどのような仕組みで音が出るのかを知れば、健康で効果的な声を維持するのに役立ちます。本章では声の仕組みに注目してみましょう。

声が出る要素
○動力源：肺　　　　　　　　○共鳴体：喉、内耳と鼻
○振動のメカニズム：声帯　　○調音器官：口、舌、歯と唇

105

●動力源【The power source】

　声の動力源は、呼気の空気です。前にも触れましたが、息を吸い込むと横隔膜が下がり、胸郭が膨らんで肺に空気が入ります。息を吐くときはその逆で、横隔膜が上がり肺から空気を押し出します。こうして生み出される気流が、気管を流れて喉頭の声帯へと押し上げられます。声帯は音波を生み出す気流を発生させ、それが私たちの話す言葉となるのです。共鳴体が効率的に機能していれば、喉頭を通過する空気の流れが強いほど声も強くなります。安定した強い気流をつくり出せば、強くて明瞭な音になるのです。声に影響を与える大きな要素のひとつは呼吸法です。つまり、呼吸なくして音は出ません。例えささやく程度の声でも、呼吸が必要なのです。

・完全に息を止めて
「あめんぼあかいなあいうえお」
と言ってみましょう。

まったく音が出ないでしょう。音が出る場合はあなたの意識とは別に、声門（声帯間の隙間）から空気が漏れ流れているのです。

●振動のメカニズム【The vibrating mechanism】

喉頭（または声帯）のある場所は、気管の上の、喉仏のところです。喉頭には、互いに調和し合って働く2つの声帯があります。息が喉頭を通り、さらに声帯の間を通って音が出ます。この声帯とは、空気が通るときに振動する伸縮性のある筋肉です。音の高さに応じて、毎秒100〜1000回までの回数で振動します。

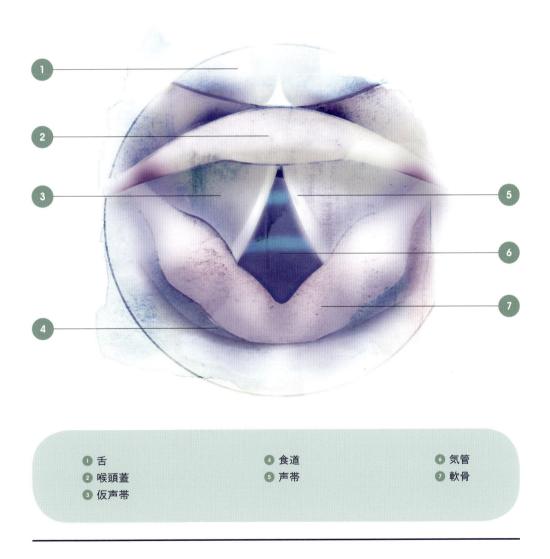

1. 舌
2. 喉頭蓋
3. 仮声帯
4. 食道
5. 声帯
6. 気管
7. 軟骨

音の高さは、喉頭内の他の筋肉によって制御される声帯の長さ、密集度、緊張などによって決まります。風船から空気が出るのと同じ要領です。空気が出ている風船の口をつまむと、高い音域の音を出す振動が起こります。これは声帯を通るときに空気が絞られるのと同じような仕組みです。

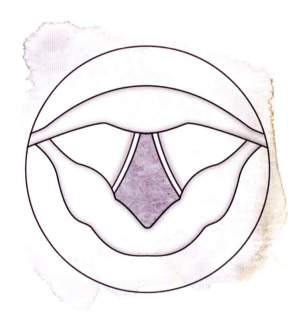

呼吸するときの外転した声帯

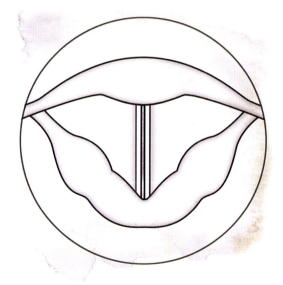

話すときの内転した声帯

普通の呼吸では、声帯が離れ（外転）、話したり歌ったりするときは声帯が一緒に動き（内転）振動するので音が出ます。

　通常、男性が女性より声が低いのは、喉頭構造の大きさと声帯の長さによるものです。成人男性の声帯は、通常長さ17〜23mmで、成人女性は12.5〜17mmです。この違いにより、男性の平均の声は125ヘルツで女性の平均の声は210ヘルツということになるのです。子供の声帯は両親よりも短く、300ヘルツを越える場合もあります。

　声帯だけだと、トランペットのマウスピースと同じく、弱いブザー音のような音しか出ません。したがってこの音を言葉にするには共鳴体が必要となるのです。

- 唇を軽く触れ合わせハミングしてみます。
- 喉や口、唇、鼻の振動を感じてみましょう。その振動は、毎秒何百回も動く声帯から来ているのです。

●共鳴体【The resonators】

　共鳴システムは声帯の上にある喉、口、鼻の空洞で構成されています。この共鳴システムによって声帯でつくり出される音は増幅し変化します。音を運ぶ動力と共に、そこで音の大きさもつくられるのです。解剖学的には、共鳴が起こるこの3つの主要な領域は、口腔、鼻腔そして咽頭腔です。

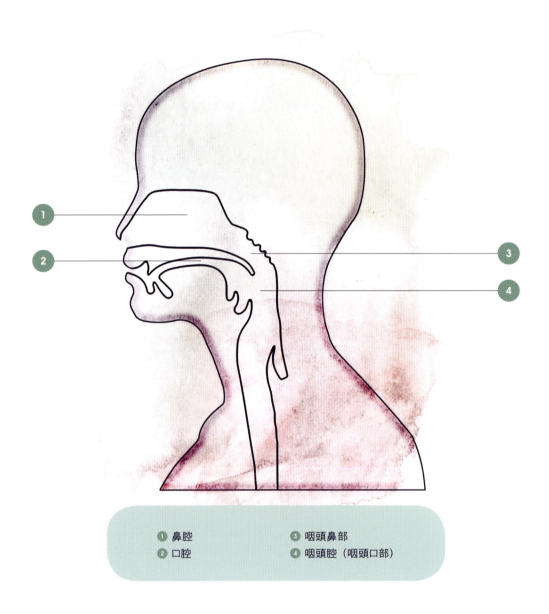

1. 鼻腔
2. 口腔
3. 咽頭鼻部
4. 咽頭腔（咽頭口部）

| chapter eight | ---- The Voice and Breathing

　咽頭、口、鼻の空洞で、声の音色やイントネーションや音量といった特徴が決まります。トロンボーンなどの管楽器と比較してみるとよいでしょう。トロンボーン奏者が音を出す過程は「肺から口を通って唇に伝わった空気が、マウスピースを通って音となり、楽器を伝わって増幅される」というものです。似たような仕組みで、人間の声はいろんな音になるよう調整されるのです。声によって生み出される音は本当にさまざまです。ささやき声、話し声、朗読、歌、叫び声、金切り声など、さまざまな声があります。

- 「アー」と声を出し少しずつ口を開けていきます。初めは顎を落とすようにして口を開け、次に口を横に大きく開けてみましょう。口の形を変えるにはこれが一番簡単な方法です。

  口の動きで「アー」の音がどう変化するか確認してみましょう。

●調音器官【The articulators】

　声を出すには舌と唇、歯、顎を使います。声帯がつくり出す音は、こういった調音器官が動いて、連続するように形づくられ、修正されます。歌ったり話したりするとき、舌と口をどう動かすかによって、いろんな音や言葉をつくり出せるのです。

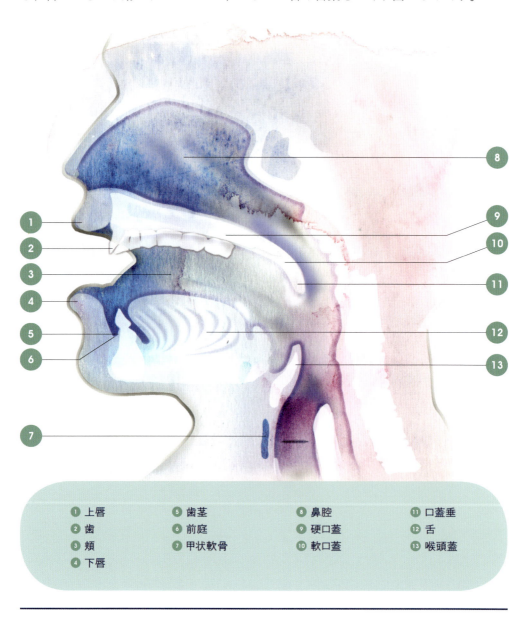

1. 上唇
2. 歯
3. 頬
4. 下唇
5. 歯茎
6. 前庭
7. 甲状軟骨
8. 鼻腔
9. 硬口蓋
10. 軟口蓋
11. 口蓋垂
12. 舌
13. 喉頭蓋

- エクササイズ25で行ったように、次の文章を言ってみましょう。
 「あめんぼあかいなあいうえお」
 今回は歯を合わせて、舌や唇を動かさないで言ってみます。

調音器官がないと、どうなるかがわかるでしょう。
それぞれの機能を理解するというのは難しいことなのです！

- 単純にいろんな音を出してみましょう。
 まずは「アー」という音を出し、次は「エー」そして「オー」最後は「イー」
 です。音を変えるとどのような変化が生まれるか観察しましょう。

特定の空洞で振動が強くなるのを感じますか？
こうすることで、私たちがつくり出すことができるさまざまな音を体感することができます。

　声が健康なときには、話したり歌ったりすると、4つの主要な構成部分が調和し合って楽に音が出せます。しかし呼吸がなければ一言も話すことはできません。どこかに余計な筋緊張があって呼吸が妨げられるだけで、直接的に声にも影響すると理解することが重要です。

CASE STUDY
アンの場合

　アンが呼吸の問題を抱えるようになったのは、幼少の頃です。彼女の母親は寝ている間に呼吸が止まってしまうのを恐れ、一晩中付き添っていました。この頃、アンは喘息性気管支炎と診断され、風邪をひくたび、重度の気管支炎や喘鳴が症状として現れていました。この病気のせいで50日近く幼稚園を欠席していたそうです。夜、みんなが寝静まっているときに、自分だけ呼吸に苦しんでいたのをアンは明確に覚えています。

　思春期に入ると気管支炎のひどい発作は減ったものの、呼吸器アレルギーに苦しんでいました。この間、アンは教会の聖歌隊に積極的に参加し、高校の合唱団でも活躍していました。しかし、恥ずかしがり屋の性格で、人目につくのを好まず、グループで歌ったりギターでフォークソングを演奏している方が落ち着くと思っていました。しかし、四年制大学に入学し、大勢の観客を前にしてソロで歌うことになり、彼女はとても不安を感じました。自由な音を生み出すために必要な呼吸ができず、緊張で肩が上がり過ぎてしまい、「肩がまるでイヤリングのように上がっていた」と言います。大学の合唱団と共に1人で1ステージ歌い上げたときには、右肩にソフトボールが埋まっているような感覚があったそうです。驚くべきことに、それでも彼女はなんとか歌うことができました。

　ただ、子供の頃の体の具合のせいで自信が持てず、深い呼吸で声を支えることができなくなったのだとアンは思っていました。公演が終わる頃には、喉が締まる感覚もあり、疲れ果てていました。その後の長い間、アンはオーディションの場で平常心を保つことができずに苦労していました。サマーオペラの実習プログラムのオーディションを受けたときのことは、会場に出入りしたことしか覚えていないのです！

　アンは30歳になり、アレクサンダー・テクニークの教師になる訓練を受けている女性のもとで声の勉強を始めます。ある週末、アンを含む少人数の生徒がその女性の家に集まり、ニューヨークからのゲスト教師、ベレ・アルカヤのワークショップを受けました。30年以上たった今でも、アンは当時のことを鮮明に覚えています。レッスンのなかで、ベレはアレクサンダー・テクニークの概念を説明し、グループで歌うときには個別に指導しました。そのとき、今まで欠けていた「声のパズル」の最後のピースがはまったような感覚でした。呼吸や歌、パフォーマンスに対する理解は、その数時間で変わってしまったのです。彼女が疑問に思っていたことに対する答えは、すべて目の前にあったのだと実感しました。

| chapter eight | ---- The Voice and Breathing

　彼女はこう言います。
「大げさに聞こえるかもしれませんが、アレクサンダー・テクニークが私の人生を救ってくれたと感じました。足を引っ張っている習慣を明らかにすることで、平常心が保たれ、心が落ち着き、自分の声を信用し、正しく呼吸できるようになったのです。歌手でもある先生の手助けで、私は自分の居場所を見つけました。人生で初めて落ち着きを感じることができたのです」
　その後のアレクサンダー・テクニークのレッスンにより、他人に自分の存在を証明したいという思いから起きていた長年の緊張や違った習慣がなくなっていきました。彼女は結果を気にせずに歌うこと自体を楽しむようになり、その結果、パフォーマンス中でも目に見えて落ち着きが増し、平常心を保てるようになりました。舞台に立つときの不安を生んでいた原因の一部は、自分の存在証明への過剰な執着だったと実感しました。それ以外の要因は、悪い姿勢と悪い習慣となっていた呼吸パターンでした。アレクサンダー・テクニークを実践したことでアンの呼吸は変わりました。季節性のアレルギー症状はありましたが、呼吸器疾患の発作は滅多に起こさなくなったのです。その後、彼女は博士課程へと進み、大勢の人の前で自信を持って話したり教えたりできるようになります。いろんな会場で歌うことが好きになり、新たな考えを素晴らしい贈り物として受け取り、新しい可能性を切り開けるようになったと思うようになりました。
　アンは音楽芸術の博士号を取得して、音声学の教授として小さな大学に就職します。この大学の音楽学部の後押しを受けて、アンはアレクサンダー・テクニークの教師になりました。基本的なアレクサンダー・テクニークの原理のすべてを学んだおかげで、アンは教師としての技術も向上したと思いました。また、美しく歌うことを妨げる習慣を生徒達にも認識してもらえれば、彼らも自信を持てるのだと気がつきました。何年も前に自らが体験したことと同じような変化を起こす生徒の姿がアンの目に映ったのです。実際、アンの指導を受けた生徒たちは、アンから教わったことのなかで最も重要なのはアレクサンダー・テクニークだったと言います。
　アンは「一緒に活動したアレクサンダー・テクニークの教師や、これまでの人生で出会った楽しみ、呼吸法を他の人たちと分かち合うことで得た喜びには感謝しきれません！　つながりのある今の人生は、喜びにあふれていて、他の人たちと共有できるのも嬉しいことです。できればもっと若いうちからアレクサンダー・テクニークを学びたかった。そうすれば私の呼吸と歌はもっと大きく変わっていたでしょう。今よりも表現豊かで、喜びにあふれた歌手になれたでしょう」と語りました。

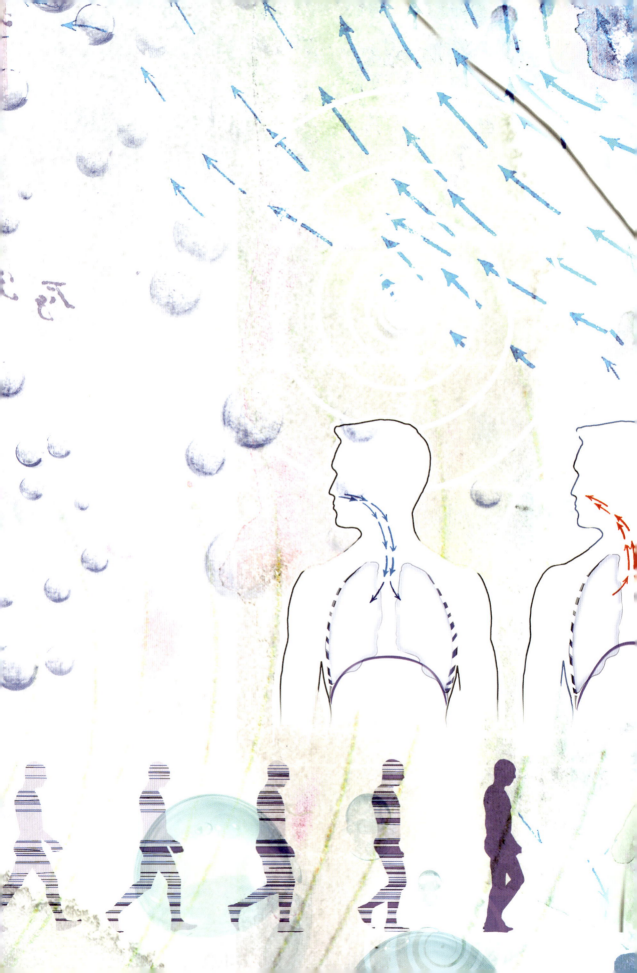

Breathing in Action

活動中の呼吸

呼吸は肺だけで行っていると思われているが、
呼吸は体全体で行われている。
呼吸において肺は受け身の役割をしている。
胸腔が下がって広げられると肺は広がり、胸腔が縮むと肺は縮む。
正しい呼吸とは、頭や首、胸郭、腹部の全身の筋肉を使うことだ。
特定の部位の筋肉に慢性的な緊張がかかり続けると、
自然な呼吸を妨げてしまう。

アレクサンダー・ローエン

Releasing muscular tension

筋緊張を解放する

　チャプター7のエクササイズを行うことで、ある程度は呼吸を改善できますが、体全体の筋緊張が軽減したときだけ自然な呼吸が行われるようになります。呼吸は良くも悪くも、私たちの行動の一つひとつに影響を受けています。過度で不必要な緊張と共に行動すると、間違いなく呼吸は制限されてしまいます。一方で、緊張を最小限に抑えることができれば、呼吸は自由に流れていくのです。

　筋肉が機能するにはエネルギーが必要で、さらに酸素を必要とします。バスを追いかけて急に走ったり、階段を駆け上がったりすれば、呼吸が動きの影響を受けていることがすぐにわかります。酸素の摂取量を増やそうとして呼吸が速くなるのです。運動量が小さいと、その変化に気づきにくいだけなのです。体の動かし方が呼吸法に大きな影響を与えることも当然です。過度の緊張があると、歩く、話す、座る、持ち上げるなどの行動も、普段よりはるかに多くの酸素を必要とします。

　長年にわたって、習慣的に誤った体の使い方をしていると、自然な呼吸の働きに深刻な問題を与えかねません。アレクサンダー・テクニークによって、日常の行動も効率的で楽に行えるようになります。結果的に余計な筋緊張が軽減され、体への負担も減り、呼吸法が大きく改善されるのです。

体の動かし方が呼吸法に大きな影響を与えます

Be easy on yourself
自分をいたわる

　立ったり座ったりという簡単な行動にどれだけ不必要な労力を使っていたか気づくと、多くの人が驚きます。周りを観察してみれば、イスに座ったり、イスから立ったりすることさえ大変な重労働になっている人もいるとわかるでしょう。実際、床からペンや1枚の紙など軽い物を拾い上げるだけでも、背中の筋肉や神経、椎間板に深刻なダメージを負うことはよくあります。このような緊張が呼吸に与える影響を考えてみましょう。

　チャプター5でも述べたとおり、私たちは今、「スピード時代」を生きており、結果がすべてというプレッシャーと時間の制約に追われ、反射的に「戦うか逃げるか反応（fight-or-flight response）」に染まった行動をとる場合が多いのです。過度な緊張と共にこういった行動をしてしまうと、たいていの場合、暮らし方までそうなってしまうのです。熟睡したときに歯ぎしりをする人が多いのも、こうした影響だと歯科医は指摘します。

　余計な緊張が溜まっていることに気づかないのは、日々少しずつ緊張が積み重なり、痛みを感じるまでは間違いを実感できないからです。たとえ痛みが出てきても、まさかその原因が緊張によるものだとは気づきません。背中や膝が問題で、そのために痛みと一生付き合っていくのだと思い込んでしまうのです。実際は、背中や膝やその他の部位に痛みや違和感がある場合、その場所に支障をきたす行為自体が原因です。体に余計な緊張がかかると、体全体の自然な調和が妨げられ、何よりも適切な呼吸が妨げられています。

　ストレスの多い方法で体を動かすと、体全体に有害な影響を与えることを知らない人が大半です。何かがおかしいとは気づいても、その理由まではわかりません。レントゲンやCTスキャン、MRIといった最新の医療機器を用いても、膨大な緊張が筋肉へ与える影響については全くわからないのです。体が正常に機能しなくなったとき、その原因を明らかにしようと次々と医師を訪ねてみても根本原因が判明しません。私たちは「自分の行動自体が痛みの原因になっているのではないか」と自問自答することはめったにないのです。

Understanding movement
動きに対する理解

　アレクサンダー・テクニークを学ぶことで、痛みが生じる原因は「自分自身で筋肉全体を締めつけ緊張させているせいだ」と理解できるようになります。筋緊張を解放することを学ぶにつれ、痛みは自然に緩和され、やがて消滅します。緊張が習慣化することで、緊張に気づいたり解放したりすることさえ難しくなります。長年の間、ある一定の体のストレスレベルに慣れて、そのことを自分自身の一部として受け入れてしまっているのです。次の２つのエクササイズで、動きにおける習慣の力を理解しやすくなります。

Exercise 30

❶ 鏡の前に立ちます。
❷ いつもどおりに腕を組みます。
❸ どちらの腕が前にくるか、どちらの手がなかに入ってどちらの手が出ているか確認します。
❹ 今度は反対側で腕を組みます。例えば、前にきていた腕は後ろに、なかに入っていた手は外にといった具合です。その逆のやり方でも構いません。
　（これを簡単に感じたら、普段意識しないうちにいつものやり方で腕を組んでいなかったか確かめましょう！）

痛みが生じるのは自分自身が原因だと理解できるようになります

| *chapter nine* | ---- Breathing in Action

❶　普段どおりにレモンやオレンジを手で搾ってみましょう。
❷　今度は普段は使わない方の手で搾ってみます。
2つのやり方の違いを感じてみましょう。

　初めは普段とは違う方にとても違和感を覚えるかもしれませんが、練習すればすぐに慣れます。

Breaking the habit
習慣を打ち破る

　習慣が深く体に染みつくほど、それが逆に呼吸の妨げとなります。自然な呼吸ではなく、長年に渡り浅くて速い呼吸が増えてしまいます。結果的にその呼吸法が習慣になると、やがて浅い呼吸や速い呼吸こそが正常だと誤解するようになってしまいます。楽に自然な呼吸ができるようにするには、まず筋肉の緊張をなくし、横隔膜や胸郭、肺が無理なく自由に動くようにしなければなりません。望まない緊張を解放する方法を習得することが、自然で調和した呼吸のための重要なステップなのです。

　逆もまた同様です。呼吸を意識するようになれば体の動かし方にも注意するようになり、過度の緊張やストレスを体に加えていると気づけます。何年、何十年とそうしてきたのかもしれません。「体を間違った方法で動かすと呼吸に悪影響を及ぼす」ことは、物を拾う動作だけでもわかります。

　次のエクササイズを行ってみましょう。

❶ 背の低いイスにペンを置き、そのイスの前に立ちます。

❷ 息を吐くとき、ささやく感じで「アー」と声を出し、膝を曲げずにペンを拾い上げます。呼吸が難しいと感じたり、息を止めたりしてしまうかもしれません。

❸ もう一度❷を繰り返しますが、今度は腰や膝、足首を曲げてペンを拾い上げてみましょう。

多くの人が習慣的に、膝や腰、足首ではなく背骨（脊椎）を曲げています。背中よりも膝を曲げたときに、自由で楽な呼吸をしていると自覚できるようになるはずです。

Inhibition in action
行動でのインヒビション

　インヒビション（チャプター３と６でも紹介しましたが、アレクサンダー・テクニークの重要な原理です）は、ある行為を行う前に、少し休止のひとときをもつことです。日々の行動の前に少し間を置いて呼吸を意識できるようになると、より意識的に行動できるようになり、無駄な労力が減って楽に動けるようになります。そうすると１日の終わりに残っているエネルギーも増えますし、ストレスも減ります。アレクサンダー・テクニークで体を動かしていると呼吸が大幅に改善していることを感じ、活力が増して生活の質が向上します。子供たちに無限のエネルギーがあるように見えるのは、美しくて調和されたやり方で呼吸し、体を動かしているからです。多くの大人とは違い不要にエネルギーを消耗していないことも理由のひとつです。

　人生を通して私たちは身体的、精神的、感情的な行動パターンを発達させていきます。自分自身よりも他人から見た方がそのパターンに気づきやすいようです。状況に

適していなくても、私たちはある刺激に決まった反応をしてしまいます。よくあるこうした行動パターンは、意識できるレベルに達しないので気づかないまま何度も繰り返してしまいます。

　最も簡単に効率よく行動するためには、少し間を置くことです。不要なストレスも負いませんし、長期的には時間の節約にもつながります。「転ばぬ先の杖」や「急がば回れ」といったことわざは、現代の目まぐるしい社会に生きる私たちにはとてもよい言葉です。気づきさえすれば、悪い呼吸の習慣を阻止できるのです。

Exercise 33

❶ 意識して、数回呼吸をしてみましょう。
3〜4回目に吐くとき、1〜2秒息を止めてから息を吸います。
特に何もしようとせず、自然な吸気を心がけましょう。

❷ 意識的に空気を吸い込むのは避けつつ、何回か繰り返します。

MEMO：自然な呼吸のメカニズムを邪魔しないと認識することが重要です。筋肉を緊張させて呼吸してしまう習慣的な呼吸を防ぎましょう。

次も同じく習慣を断ち切るためのエクササイズです。挑戦してみましょう。

❶　本書の文章をいくつか大きな声で読み上げ、空気は口から吸います。

❷　もう一度大声で読み上げますが、今度は鼻呼吸で行います。

❶、❷のうち、自然だと感じた方が、恐らくあなたがいつも呼吸をしている方法です。

　鼻には埃や他の浮遊物を捕らえるための細い毛が並んでおり、汚れが肺に入ることを防ぐフィルターの役割を果たしています。そのため、鼻で呼吸した方が好ましいのです。同時に、鼻と鼻腔は空気を温めてくれるので、冷たい空気が肺に入るのを防ぎます。鼻で呼吸すると鼻腔を清潔に保つことにもつながります。子供が自然に行っている鼻呼吸の習慣は、口呼吸よりもずっと健康的なのです。

> 呼吸のことを知りさえさえすれば、
> 呼吸の癖を変えることができます

Unlearning bad habits
悪い習慣を忘れる

　アレクサンダー・テクニークとは、まったく新しいことを習得しているのではなく、長い間忘れていたことを思い出す作業だとも言えます。子供の頃は、誰もが自然な呼吸法を知っていました。つまり、「悪い習慣を忘れること」、「自分の心と体を再教育すること」こそが、アレクサンダー・テクニークと定義できるでしょう。いずれにせよ、最終的には心地良い生活を送り、未然にストレスや病気を防げるようになるので、その意義は広範囲に及びます。私たちは未来を決めているのではなく、習慣を決めています。「その習慣こそが未来を決定づけているのだ」とアレクサンダーは言いました。だからこそ、意識を高めて、何をして、何をしないかを自分自身が決めていかない限り、今の習慣が長い時間をかけて自分自身を苦しめることになりかねません。

　アレクサンダーは「間違ったことをやめれば、自然と正しい道に導かれる」とも言っています。つまり、本来の呼吸メカニズムを邪魔さえしなければ、最も効率よく楽で自然な呼吸ができるようになるのです。アレクサンダー・テクニークのレッスンを1〜2回受けただけでも、多くの人が明るくなったと感じたり、呼吸が自由になったと感じたり、健康になったことを感じると言います。最初は一時的なことでも、さらにレッスンを受ければそれが生き方を変えることにまでつながっていきます。私が教えた生徒の多くは、健康的で自然な呼吸のリズムを経験できたと言っていました。呼吸を改善させるためにも、可能ならアレクサンダー・テクニークのレッスンの受講をお勧めしたいと思います。

> 子供の頃は、誰もが自然な呼吸法を知っていました

CASE STUDY
ティナの場合

　ティナの呼吸法が変わったのは、アレクサンダー・テクニークのレッスンを受け始めて何ヵ月か経った頃でした。教師のバーバラ・コナブルとのワークショップの最中に、その瞬間は訪れたのです。気づきのエクササイズを行っていたとき、息を吸う際に、肋骨を広げないで肩甲骨を引っ張って、背中を狭めていると発見したのです。この矛盾にとても興味を抱いたティナは、バーバラが呼吸の実演をする際に協力者を求めたときに、何のためらいもなく前に出ました。

　バーバラはティナにテーブルの上でうつ伏せになってもらい、胸の上部にクッションを敷いて、意識しながら「ウイスパード・アー」で呼吸をするよう勧めました。同時にバーバラは、ティナの首の緊張をほぐし、脊椎のてっぺんから頭が離れるようにしました。そうすることで背中が伸びて肋骨が広がるのです。何回か呼吸した後、バーバラはティナの左足首をつかみ、骨盤から脚が離れるように引っ張りました。そして右足にも同じことをしました。骨盤から離れて足が伸びると、骨盤と腰に空間ができるのをティナは感じました。脚を自由にして呼吸を意識することで、ティナは不必要な筋緊張を解放することができたのです。講習が終わる頃には、立ったときのティナの身長は5cmも伸びていて、自分自身が以前よりも調和しているという新たな感覚を得ることができました。

　この気づきと解放によって、肉体的にも感情的にもティナは大きな変化を感じました。この経験をする前は、話し始める前にできる限りたくさん息を吸い込んで、胸の前側の上部に意識を向け、守りの態勢で前に息を押し出していました。これは無意識のうちに、過去に経験した不愉快な経験から身を守るために行う「防御パターン」なのです。胸の周りの筋緊張を解放することにより、今までずっと悩まされてきた、お腹周りの緊張も解くことができました。結果的に、外の環境と触れ合いながらも、自

分の体や呼吸とのつながりをより感じるようになりました。このワークショップを受ける前は、ティナは体の外のことは意識していたものの、体のなかで何が行われているかということにはほとんど意識を向けていませんでした。

　今までのパターンを保つために緊張していた筋肉が解放し始めると、筋肉のなかに貯蓄されていた感情や記憶が表に出てきました。次の数週間、数ヵ月にわたって抑圧されてきた感情が解放され、涙や笑いとなって表れました。この経験で、過去のトラウマや不快な経験が身体的・感情的な緊張として蓄積され、呼吸とも密接につながっていることを理解できました。

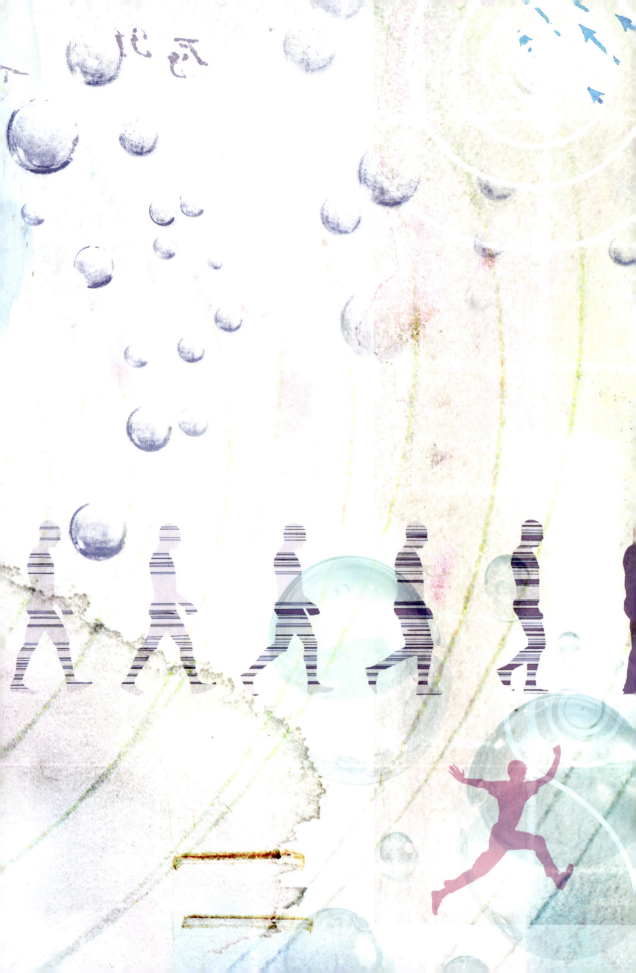

chapter ten

Improving Posture, Health and Happiness

姿勢と健康と幸福度の向上

永遠なる潮の干満が呼吸と密接につながっていることは、
あらゆる言い伝えに残されている。
この内なる潮の流れと意識的なつながりを持てるようになると、
全体と繋がれるようになる。
この訓練は驚くほど簡単である。
呼吸に優しく注意を払うのだ。
コントロールすることは一切避けて、自然でリラックスした状態で
観察すればいいのである。

詩人　ルーミー

Static posture
静的姿勢

　前のチャプターでは、動きが呼吸に影響を与えることを伝えました。このチャプターでは、座ったり立ったりという静的姿勢でも呼吸に影響があることを見ていきましょう。

　基本的な姿勢は、呼吸法に大きな影響を与えます。呼吸と姿勢とは密接なつながりがあり、お互いに不可欠な存在です。肋骨が脊椎にくっついているため、悪い姿勢は呼吸に大変な悪影響を及ぼします。脊椎が曲がっていたり、背中がアーチ状に曲がったり肩が丸まっていたりすると、肋骨の動きが制限され、ひいては肺の動きが制限されることになります。つまり、悪い姿勢の習慣は呼吸を劇的に制限してしまうのです。

The way we sit
座り方

　長年取り入れている有害な姿勢の多くは、子供の頃、学校に通っていたときに構築されたものです（チャプター1参照）。

　最近、ラジオで学校の校長先生が子供の姿勢について話しているのを耳にしました。子供が学校に通い始めたときには美しい直立姿勢で、学びたいという意欲があり真っすぐ目を見てくれるけれど、学校を卒業する頃には、ひどい姿勢になっていて、勉強に対する意欲もないし目を合わせることもなくなっているというのです。「教育という名のもと、私たちは子供たちに何をしているのか」という彼の問いは、非常に的を射ていました！

　5歳までは、ほとんどの子供がとても良い姿勢を保っていますが、学校に通い始め

一日中猫背で座り続ければ脳の酸素は奪われます

ると、台座と背面が後ろに傾斜しているひどい設計のイスに座らされます。そのイスに座ると上半身が後ろに下に引っ張られるので、机の上で何かを書こうとすると、脊椎の上部を大きく曲げなくてはならないのです。そうすることで、胸郭や横隔膜、肺の自由な動きを妨げ、呼吸器系は大きく阻害されます。学校では与えられた情報を吸収しようと脳を働かせないといけないのに、この状況はナンセンスです。考えるためには脳が酸素を必要としますが、1日中猫背で座り続ければ脳の酸素は奪われ、集中力やクリアな思考能力に間違いなく悪影響を及ぼします。

　この座り方はすぐに習慣化し、机に向かって座っていないときも背中を曲げるようになってしまいます。そうすると、日常生活の多くの場面で脊椎を曲げ始めるようになるのです。

　次のエクササイズでは、背中や肩が丸まると肺の容量がどう変わるかというのを証明します。同じような大きさの風船が2つ必要です。

Exercise
35

❶　風船を用意して手に取り、イスに真っすぐ座ります。深呼吸して風船のなかに1度だけ息を吹き込みましょう。空気が逃げないように風船の口を結びます。

❷　2つ目の風船を手に取り、肩を丸め猫背の状態で、うなだれるような姿勢で座ります。同じように深呼吸をして息を吹き込み、風船の口を結びます。

2つの風船を見比べてみると、明らかに2つ目の風船の方が小さいとわかるでしょう。姿勢が呼吸法にどのような影響を与えかということを明確に示しています。このエクササイズを、ダイニングルームの硬いイスに真っすぐ座った場合や、柔らかいソファに座った場合でも試してみるとよいでしょう。

長時間イスに座る場合、良い姿勢の支えとなるしっかりとしたイスが欠かせません。イスや車のシートが後ろに傾斜している場合は、くさび形のクッションを使って調整するとよいでしょう。良質で堅いスポンジ素材のものを選ぶようにしてください。柔らかいクッションの方が値段は安いかもしれませんが、姿勢の改善にはあまり効果がありません。最初の日は1時間だけ使い、徐々にクッションの上に座る時間を増やしていくということが重要です。そうすることで新しい座り方に筋肉を順応させるのです。3～4週間もすれば、好きなだけ快適にクッションに座り続けることができるようになりますが、健康な姿勢であってもあまりにも長時間座り続けるのは有害なので、少なくとも1時間毎に立ち上がって動き回るべきです。

　くさび形のクッションは、書き物をしたり、コンピューターでの作業や食事、車の運転など、前傾姿勢を取る必要がある場合に最も役立ちます。調整可能なイスを使用するという手もあるでしょう。何をするかによって座り方を調整することができます。上質なくさび形クッションや調整可能なイスを販売するオンライン小売業者の詳細については p.140 の参考文献をご覧ください（海外サイト）。

　くさび形のクッションと前方傾斜のイスを使うのは、「何かしているときだけに限る」というのが重要です。リラックスしているときに使うのには適していません。

Standing
立つこと

　立ち方も呼吸を妨げる要因になります。座るのと同じく、立つことも基本的な動きのひとつです。

　立っている子供を見ると、じっとせずに穏やかに揺れ動きながらバランスを取っているのがわかるでしょう。意識的にそうしているのではなく、反射神経が反応しているのです。一方、大人はぎこちなくアンバランスに立っています。姿勢を改善させようとするときでさえ、固定された直立姿勢を取ろうとします。しかし、故意に真っすぐ立って背中を後ろに引っ張ると、呼吸で使う筋肉を含め、筋肉全体を緊張させます。硬直した姿勢は、猫背と同様に呼吸を妨げます。真っすぐ立っていると思っていても実は真っすぐではない可能性があります。ほとんどの人が運動感覚で正確に感じられないので、真っすぐ立っていると思っているときにも、腰椎がアーチ状に曲がり、骨盤が前に傾き、体は後ろに傾いているかもしれません。

| chapter ten |　---- Improving Posture, Health and Happiness

次のエクササイズはあなたの立ち方を認識するために役立ててください。

❶　いつもの立ち方で2〜3分立ちます。自然に感じるはずです。

❷　どちらか片方の脚に体重が偏っていたり、緊張しすぎていないか観察しましょう。

・かかとよりつま先に体重がかかっていたり、逆につま先よりもかかとに体重がかかりすぎたりしていませんか？　足の内側か外側に体重がかかりすぎていませんか？

・膝を過剰な緊張によって硬くさせていませんか？　それとも過剰に緩めて曲げてしまっていませんか？　自分に問いかけてみましょう。

・立っているときどのように呼吸しているか、呼吸するときに体のどの部分が動いているか観察しましょう。

いつもより大きく呼吸していることに気づくでしょう。

　両足にかかる体重が均等でないとアンバランスな立ち方になり、余計な筋緊張が生まれて呼吸法にも影響します。

　鏡を使ってバランスの取れた立ち方をしているか、確認するとよいでしょう。鏡がない場合は、足にかかる体重がどこにかかっているかに注目してみます。バランスが取れていないとき、体重は足の前か後ろ、内側か外側に偏っています。日頃からどこに体重がかかっているか知ることで、自分の立ち方に対する認識がはっきりします。両足の3点に体重が分散すれば、体のバランスが安定します。1つ目はかかと、2つ目は母指球、3つ目は足の小指の外側です。習慣的にこの3点のうちの2つ、または1つのポイントだけで立っているとバランスは悪くなり、真っすぐ立とうとして筋緊

張が起きてしまうのです。

　この余計な緊張は呼吸に有害な影響を与えます。他の人の立ち方を見ることも参考になるので、例えば行列に並んでいるときに他人を観察すると、習慣化した自分の立ち方について認識を高めることができるでしょう。

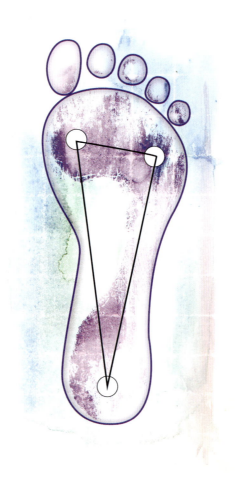

Improved standing
改善された立ち方

　正しい立ち方というものはありません。過度な圧力をかけず呼吸に影響を与えない立ち方はたくさんありますが、重要なのはバランスです。次のエクササイズを行えば、立っているときに体にかかる緊張が軽減され、呼吸の改善につながります。

| chapter ten | ---- Improving Posture, Health and Happiness

Exercise
37

❶ 足の間隔を30cmあけて立ちます。
体全体が安定して支えられるでしょう。
注意：間隔は足の内側で測定してください。身長の高い人は間隔を広げ、身長の低い人は間隔を狭めてください。

❷ 片足を15cm下げ、体重の60％が後ろ足にかかるようにします。両足の向きの角度は約45度に保ちます。そうすることで片方のお尻が沈んでバランスが崩れないようにします。

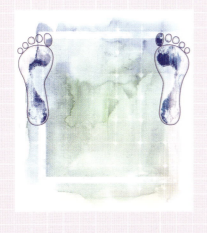
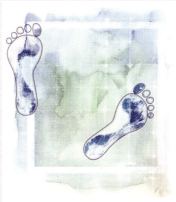

骨盤を前に押し出していると気づいたら、体を意図的に前に傾けないように優しく骨盤を後ろに向かって解放するようにイメージします（頭でイメージするだけで動かないようにしましょう）。こうすれば、立っているときに背中をアーチ状に曲げてしまう癖を防げます。そうすると、呼吸に変化を感じませんか？

Clothing
服装

　すでにおわかりのとおり、呼吸の動きは呼吸筋の動きを伴い、その動きの多くは腹部と胸郭の周りで起きます。したがって、その周辺の動きを妨げる服を避けるのは効果的です。避けるべき衣服は、きついベルトやネクタイ、きついシャツやジャケットやドレスなどです。判断が難しい場合は、その服を着て1分間の深呼吸をしてみると、その服がきついかどうかわかります。

The peril of high heels
ハイヒールの危険性

　どんな靴を履くかということも呼吸に影響します。ウィリアム・A・ロッシ博士の「なぜ靴が正常に歩くことを不可能にするのか」という記事によると、ハイヒールを履くと2.5cmごとに、体が10度前に傾斜するそうです。真っすぐ立つには、バランスの取れた骨格のあり方を根本から変えなくてはなりません。骨盤や腹部の内部器官の支えがなくなり、骨盤内蔵器は前に回転します。体がバランスを取り戻すために腰椎がアーチ状に曲がり、その結果、筋肉や腱、靱帯がすべて緊張するのです。最も注目すべきなのは、バランスを崩すことで特に頭部や頚部、背中の筋肉が締めつけられ、頭が後ろや下向きに収縮し、体全体が縮むということです。これにより呼吸法にも悪影響が及ぶのです。ヒールが高くなるほど体は前に傾斜するので問題は悪化します。

　平らな靴を履けば、それに伴って呼吸も改善します。可能であれば、動きが改善するよう設計されたビボベアフットの靴をお勧めします。詳細についてはp.140の参考文献（海外サイト）をご覧ください。

Emotional calmness

冷静な感情

　私たちがつくり上げる有害な呼吸習慣は、体の健康だけでなく心の平穏と健全な感情にも影響を及ぼします。アレクサンダーは体と心と感情が切り離せない関係にあることを理解していた人物であり、非効率的な呼吸法が精神的、感情的な安定性にも影響を及ぼすことを理解していました。感情や精神状態は不安定で浅く速い呼吸として反映され、呼吸器系に問題がなくても、頻繁にストレスを感じ、気分が落ち込み、機嫌が悪くなる人は多く見られます。スピードが加速した現代のライフスタイルは、呼吸法にも反映されています。完全に1つの呼吸を終わらせてから次の呼吸をするという自然な呼吸を学ぶことで、当たり前に存在する日常のストレスや緊張を軽減させる手助けとなります。

　自然な呼吸の可能性は素晴らしく、呼吸法を勉強し直すことで速かった心拍数が落ち着いたり、高血圧が改善したりする人も実際にいました。前にも触れましたが、心を落ち着かせるためには「深呼吸しなさい」とよく言われ、瞑想やヨガ、武術でも冷静さを取り戻すために呼吸が用いられています。しかし、ヨガや太極拳や瞑想の授業で呼吸を落ち着かせることを学ばなくても、いつでも呼吸は意識できます。呼吸に注意を向けることで、意識は高まり人生を満喫できるようになるのです。

> 非効率的な呼吸法が精神的、
> 感情的な落ち着きにも影響を及ぼします

The enjoyment of breathing

呼吸の喜び

　自然な呼吸は人生の大きな喜びのひとつとも言えます。自然な呼吸は活力を与え、神経系を落ち着かせ、新鮮な空気で肺が満たされるために喜びを感じます。自然な呼吸ができるようになると、呼吸は自由になり、体と精神と感情がより効果的に働き始め、日々の暮らしも楽になります。有害な姿勢や精神的・感情的な悪習慣をやめれば呼吸は自然になり、幸せな暮らしを送れます。呼吸法を選択することで、生きることの情熱を呼びさますことができるのです。

　呼吸への意識は、過去や未来ではなく、今を生きることにつながります。呼吸していることをいつでも感謝するようになるでしょう。ティク・ナット・ハンの言葉にすべてが集約されています。

　「息を吸い、体と心を落ち着かせる。息を吐いて微笑む。私が生きているのは、今この瞬間だけなのだ」

　すでにあなたは呼吸を完全にマスターしています。やるべきことは、呼吸の仕組みを妨げずに本来の呼吸を取り戻すことです。そうすれば、いつでもどこでも、意識的で自然な呼吸をすることで、人生のあらゆる経験を楽しむことができます。さあ、あとは行動に移すのみです。

呼吸のメカニズムを妨げず、本来の呼吸を取り戻しましょう

Acknowledgements
謝辞

　本書にご協力いただきました皆さんに感謝します。この本が完成したのは、皆さんのご協力があってこそです。まず、呼吸の大切さを最初に私に教えてくれたスピリチュアル講師のプレム・パル・ラワットに深く感謝します。次に、1980年代にアレクサンダー・テクニークの講師になる訓練を受けていたとき、私を鼓舞し支えて下さった講師の皆さんにも感謝します。Danny Reilly、Jean McGowan、Trish Hemingway、Jeane Haahr、Jorgen Haahr、Danny McGowan、Anne Battye、Don Burton、Chris Stevens、Paul Collins、David Gorman、その他大勢の皆さんにお世話になりました。そして週末のクラスでお世話になったGlenna Batson、「呼吸の芸術」を開催したジェシカ・ウルフとアシスタントのPamela Blancに感謝します。

　呼吸に関する本書に可能性を見出し、最初から最後までこのプロジェクトを応援してくれたTessa MoninaとNick Eddison。執筆中に各章に目を通して、よりよい本にするためアドバイスしてくださった皆さん——Dr Miriam Wohl、Dr Glenna Batson、Bob Britton、Jane Heirich、Larry WaltonとAnn Rhodes教授にも感謝申しあげます。

　本書執筆の契約にあたり尽力してくれた、エージェントのSusan Mears、校正に多大なる努力を捧げてくれた編集長のKatie Golsby、そして、Eddison Booksで本書のデザインや出版、流通に携わってくれたBrazzle Atkins、Sarah Rooneyを始めとする皆さんにもお世話になりました。最後に個人的な体験を提供してくださったMichaela Wohlgemuth、Tina Kiely、Ann Rhodesに感謝します。

【原著スタッフ】
　発行者　Eddison Book Limited
　クリエイティブコンサルタント　Nick Eddison
　編集長　Tessa Monina
　プロジェクトエディター　Katie Golsby
　校正　Nikky Twyman
　索引　Marie Lorimer
　デザイナー　Brazzle Atkins
　プロダクション　Sarah Rooney
　イラスト　Nanette Hoogslag
　p.67のイラスト制作にあたり使用したレントゲン写真の提供はBackCare(backcare.org.uk)

BIBLIOGRAPHY
参考文献

【参考ウェブサイト】
リチャード・ブレナンはアイルランド、ゴールウェイでアレクサンダー・テクニークの教室を持っています。アイルランドで、アレクサンダー・テクニーク講師の養成講座を受講できる唯一の教室でもあります。またヨーロッパやアメリカで週末や長期間のレッスンも開催。詳細については下記のウェブサイトを参照。
www.alexander.ie and
www.alexandertechniqueireland.com

【教材（CD／MP3）】

●**How to Breathe**
本書で紹介されているエクササイズもたくさん出てきます。自然に吐く息を増やしたり、息を吸う力をつけたりすることで、呼吸が改善するようなプログラムです。何度も繰り返し行うことで向上します。下記のサイトより注文可能。
www.alexander.ie/audio.html

●**Self-help Semi-supine**
本書と完全にリンクした教材です。40分間で不必要な筋緊張を和らげることがでるプログラムです。呼吸と姿勢を改善することで背中や首や頭の痛みと緊張が緩和されます。下記のサイトより注文可能。
www.alexander.ie/audio.html

【呼吸に関するDVD】
ジェシカ・ウルフの「呼吸の芸術」は18分の3Dアニメで呼吸器系の筋肉や骨、器官をすべて紹介しています。それぞれの呼吸リズムが調和している様子もよくわかります。健康管理士や俳優、ボイストレーナーや歌の講師、ヨガ講師、理学療法士にも役に立つ教材です。一般の方もこの映像を観ることで呼吸に対する誤解に気づくことができます。呼吸とは間違った呼吸法による問題を解消し、活力を与えてくれる大きなエネルギー源です。下記のサイトより注文可能。
www.jessicawolfartofbreathing.com/rib-animation/

【姿勢を支えるクッション】
自動車やオフィスチェアで姿勢を改善するために使える品質の良い、くさび形のクッション。
www.alexander.ie/cushion.html

【靴】
アレクサンダー・テクニークの考え方に基づいたランニングシューズや日常的に履ける靴。
www.vivobarefoot.com

【アレクサンダー・テクニークのレッスン】
アレクサンダー・テクニークのレッスンを受講することで劇的に呼吸法が改善します。アレクサンダー・テクニーク講師やお近くのクラスに関しては下記の団体に問い合わせてください（ウェブサイトで紹介されている講師は全員3年間の訓練を受けています）。

●イギリス
アレクサンダー・テクニーク講師の組織が運営するウェブサイト（STAT）、世界初で最長の歴史を誇るアレクサンダー・テクニークの組織です。ここで紹介されている講師はほとんどがイギリスとアイルランド出身者です。
www.stat.org.uk

●アメリカ
American Society for the Alexander Technique (AmSAT)
www.amsatonline.org

●オーストラリア
Australian Society of Teachers of the Alexander Technique (AuSTAT)
www.austat.org.au

●カナダ
Canadian Society of Teachers of the F. M. Alexander
Technique (CANSTAT)
www.canstat.ca

●アイルランド
Irish Society of Alexander Technique Teachers (ISATT)
www.isatt.ie

●ニュージーランド
Alexander Technique Teachers' Society of New Zealand (ATTSNZ)
www.alexandertechnique.org.nz

●南アフリカ
South African Society of Teachers of the Alexander Technique (SASTAT)
www.alexandertechnique.org.za

その他の国はこちらのサイトをご覧ください
www.alexandertechniqueworldwide.com

【その他の参考ウェブサイト】

<呼吸と声に関するウェブサイト>

●ジェシカ・ウルフ 「呼吸の芸術」ウェブサイト
www.jessicawolfartofbreathing.com

●Jane Heirichのウェブサイト
www.alexandertechniqueannarbor.com

●Georgia Diasのウェブサイト
www.voiceandalexandertechnique.eu

【アレクサンダー・テクニークに関する雑誌】

講師や生徒のためのアレクサンダー・テクニークの情報。無料で音声データ、記事、ライブインタビューを閲覧できる他、過去25年間のバックナンバーを保管しています。
www.directionjournal.com

【その他の情報源】

www.ati-net.com
www.alexandertechnique.com

【参考文献】

●リチャード・ブレナンの著書
The Alexander Technique: Natural Poise for Health, Element Books 1991
The Alexander Technique Manual, Connections Book Publishing 2004 (new edition 2017)
The Alexander Technique Workbook, Collins & Brown 2011 (『アレクサンダー・テクニーク完全読本』. 医道の日本社, 2016)
Back in Balance, Watkins 2013
Change Your Posture – Change Your Life, Watkins 2012
Mind and Body Stress Relief with the Alexander Technique, HarperCollins 1998
Stress: The Alternative Solution, W Foulsham & Co Ltd, 2000

●フレデリック・マサイアス・アレクサンダーの文献
Constructive Conscious Control of the Individual, Mouritz 2004
Man's Supreme Inheritance, Mouritz 2002
The Universal Constant in Living, Mouritz 2000
The Use of the Self, Orion 2001

●呼吸と声に関する書籍
Body, Breath and Being, Carolyn Nicholls, D&B Publishing 2008
The Body in Motion, Theodore Dimon, North Atlantic Books 2011
Voice and the Alexander Technique, Jane Heirich, Mornum Time Press 2011

●アレクサンダー・テクニークに関する書籍
The Alexander Principle, Wilfred Barlow, Orion 2001
The Alexander Technique as I See It, Patrick Macdonald, Sussex Academic Press 1989
An Examined Life, Marjorie Barlow, Mornum Time Press 2002
F. Matthias Alexander: The Man and his Work, Lulie Westfeldt, Centerline Press 1964
Freedom to Change (Body Awareness in Action), Frank Pierce Jones, Mouritz 1997
How to Learn the Alexander Technique, Barbara & William Conable, Andover Press 1991
How you Stand, How you Move, How you Live Missy Vineyard, Marlowe & Company 2007
Thinking Aloud, Walter Carrington, Mornum Time Press 1994

●その他の関連書籍
A New Earth: Create a Better Life, Eckhart Tolle, Penguin 2005
Dr Breath: The Story of Breathing Coordination, Carl & Reece Stough, Stough Institute Inc. 1981
Peace Is Every Breath: A Practice for Our Busy Lives, ThichNhat Hanh, HarperOne 2011
The Power of Now: A Guide to Spiritual Enlightenment, Eckhart Tolle, Hodder & Stoughton 1999

INDEX
索引

あ

赤ちゃんの呼吸	60
アルベルト・アインシュタイン	47
息切れ	40,41,68-69,70,72,75,95
痛み	44,62,90,100,119,120
いびき	75
咽頭腔	110
インヒビション	43,80,97,122
ウイスパード・アー	71,97-99,126
ウィルフレッド・バーロウ医師	15

か

体、心、感情の統一	80,83
感情的な落ち着き	137
感情表現	11
気管支拡張症	69,72-73
喫煙と肺疾患	71,72,74-76
胸膜	26,33
筋骨格系	21,61
靴	136
口腔	23,76,110
高血圧	137
甲状軟骨	104,112
拘束性肺疾患	68,75

（右列）

喉頭蓋	23,104,107,112
呼吸障害	76
呼吸補助筋	49,57

さ

ジークムント・フロイト	80
斜角筋	57,59
食道	23,104,107
伸縮受容体	33
睡眠時無呼吸症	75-76
聖者アウグスティヌス	10
咳	68,70,72
脊柱側弯症	75
セミスーパイン	90,91-94,100
潜在意識	32,62
喘息	15,48,68,70-71,98
喘鳴	68,70,72,114
僧帽筋	57
ソー・ハム呼吸エクササイズ	96

た

戦うか逃げるか反応	119
調和のとれた呼吸	30,90
ティク・ナット・ハン	7,9,89,138
ディレクション	43,80-82,93

な

粘液 …………………………………… 35,72

脳幹 ……………………………………… 32

嚢胞性線維症 ………………………… 69,73

は

肺活量 ………………………………… 11,62

肺気腫 ……………………………… 68-69,71,76

肺の位置 ………………………………… 51

ハイヒール ……………………………… 136

肺胞 ………………………………… 22,24,35

鼻呼吸 ………………………………… 124

パニック ………………………………… 13

ハミング ……………………………… 109

鼻翼 …………………………………… 57

武術 …………………………………… 137

浮動肋骨 ………………………………… 28

プライマリー・コントロール ………… 80,85

フレデリック・マサイアス・アレクサンダー
…… 19,37,38-44,48-49,62,65,76,79,80-81,84,97,125

ま

マヤ・アンジュロウ …………………… 105

慢性気管支炎 ………………………… 69,72,76

慢性閉塞性肺疾患（COPD）………… 69

瞑想 …………………………………… 8,137

毛細血管 ………………………………… 35

や

腰椎 ………………………………… 132,136

ヨガ ……………………………… 8,54,96,137

ら

リヒャルト・シュトラウス …………… 103

両足にかかる体重 ……………………… 133

ルーミー ……………………………… 129

肋椎関節 ………………………………… 26

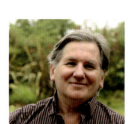

【著者】
リチャード・ブレナン
1983年にアレクサンダー・テクニークを学び始め、25年以上の指導歴を持つ。現在は、アイルランドのゴールウェイにてアレクサンダー・テクニークの教室を運営。ヨーロッパや米国全土において、テレビ・ラジオ出演、ワークショップ開催など、幅広く活躍している。著書に『アレクサンダー・テクニーク完全読本』(医道の日本社)などがある。

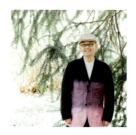

【監訳者】
稲葉俊郎
医師、医学博士。1979年、熊本生まれ。東大病院循環器内科助教を経て、2020年より軽井沢病院総合診療科医長(2022年より院長)。東北芸術工科大学客員教授(山形ビエンナーレ 2020, 2022, 2024 芸術監督)などを兼任。著書『いのちを呼びさますもの』『いのちは のちの いのちへ』(アノニマ・スタジオ)など多数。
HP：https://www.toshiroinaba.com/

デザイナー　根本綾子
校正　三輪利絵子

身体のデザインに合わせた自然な呼吸法
－アレクサンダー・テクニークで息を調律する－

2018年 4月10日　初版第1刷発行
2024年 4月15日　初版第3刷発行

著者　　リチャード・ブレナン
監訳　　稲葉俊郎
発行者　戸部慎一郎
発行所　株式会社医道の日本社
　　　　〒237-0068　神奈川県横須賀市追浜本町1-105
TEL　　046-865-2161
FAX　　046-865-2707

©IDO-NO-NIPPON-SHA,Inc.,2018
印刷・製本　シナノ出版印刷株式会社
C3047　ISBN 978-4-7529-1445-7

本書の内容の無断使用、複製(コピー、スキャン、デジタル化)、転載を禁じます。